R. Zwilling

Immunologisches Praktikum

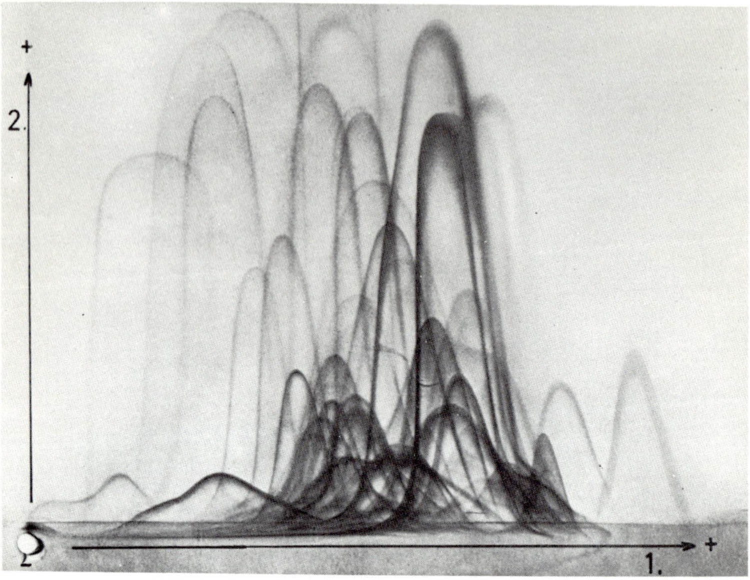
+
2.
+
1.

Immunologisches Praktikum

Einführung in die Methoden
der Immunchemie

Von Robert Zwilling

21 Abbildungen

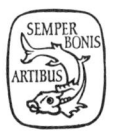

Gustav Fischer Verlag · Stuttgart · New York 1977

Anschrift des Verfassers:
Prof. Dr. Robert Zwilling, Zoologisches Institut der Universität,
Im Neuenheimer Feld 230, 6900 Heidelberg

CIP-Kurztitelaufnahme der Deutschen Bibliothek

Zwilling, Robert
Immunologisches Praktikum : Einf. in d. Methoden
d. Immunchemie. – 1. Aufl. – Stuttgart, New York :
Fischer, 1977.
    ISBN 3-437-00224-4

© Gustav Fischer Verlag · Stuttgart · New York · 1977
Alle Rechte vorbehalten
Satz und Druck: Friedrich Pustet, Regensburg
Einband: Großbuchbinderei Clemens Maier, Echterdingen
Printed in Germany

Inhalt

I. **Quantitative Präzipitationskurve nach HEIDELBERGER und KENDALL**   1

   1. LDH: Messung der enzymatischen Aktivität des Antigens
   2. Trübungsmessung der Präzipitate: Antikörper-Überschuß, Äquivalenz-Bereich, Antigen-Überschuß
   3. LDH-Restaktivität in Präzipitat und Überstand
   4. LDH-Restaktivität im Überstand
   5. LDH-Restaktivität im Präzipitat
   6. Titer-Bestimmung im Äquivalenzpunkt

II. **Immuno-Diffusion und -Präzipitation**   5

   A. Doppel-Diffusion nach OUCHTERLONY   5

   1. Immunologische Verwandtschaft homologer Proteine: kreuzreagierende und nicht kreuzreagierende Trypsine aus Rind, Schaf, Schwein, Pferd und Flußkrebs
   2. Heterologe Immunsysteme: Vergleich Rinder- : Flußkrebs-Trypsin
   3. Semi-quantitative Titer-Bestimmung durch Doppel-Diffusion

   B. Enzymatische Aktivität in Immuno-Präzipitaten   8

   4. Nachweis tryptischer Aktivität in Immuno-Präzipitaten mit dem chromogenen Substrat BANA

III. **Untersuchung der LDH-Isoenzyme durch Immunoelektrophorese**   11

   1. Untersuchung von LDH-1 und LDH-5 (Schwein) und LDH aus Gewebe-Extrakten von Schaf und Pferd durch Immunoelektrophorese: Darstellung der Präzipitatlinien nach dem Tetrazolium-Verfahren

IV. **Identifizierung von Präzipitatlinien in der Immunoelektrophorese**   16

   1. Identifizierung durch das spezifische Antiserum
   2. das reine, homologe Antigen
   3. selektive Adsorption
   4. die OSSERMAN-Technik

V. **Zweidimensionale Immunoelektrophorese nach LAURELL**   19

   1. Untersuchung eines heterogenen Proteingemisches

VI. **Methoden zur quantitativen Bestimmung von Antigenen und Antikörper-Titern durch Immunopräzipitation**   24

   A. Radiale Immunodiffusion nach MANCINI   26

   1. Bestimmung eines Antiserum-Titers

   B. Elektro-Immunodiffusion nach MERRILL   27

   2. Quantitative Bestimmung des Antigens (Proteinbestimmung)

VII. Isolierung der Immun-Globulin-Fraktion und von spezifischen Antikörper-Populationen aus einem Antiserum 29

    A. Isolierung der Immun-Globulin-Fraktion durch Ammoniumsulfat-Fällung 29
    B. Isolierung der Immun-Globulin-Fraktion durch Gelfiltration 31
    C. Isolierung einer spezifischen Antikörper-Population durch Immuno-Affinitäts-Chromatographie 32

VIII. Unterschiedliche sterische Hemmung enzymatischer Aktivität durch die Antigen-Antikörper-Reaktion in Abhängigkeit von der Substratgröße 38

    1. Hemmung von Rinder-Trypsin durch Normalserum und Antiserum
    2. Der Äquivalenzbereich des verwendeten Ak-Ag-Systems
    3. Unterschiedliche sterische Hemmung der Trypsin-Aktivität durch eine isolierte Antikörper-Fraktion bei Verwendung der Substrate BAEE und Casein

IX. Haptene: Herstellung wasserlöslicher Dinitrophenyl-Proteine und Untersuchungen zur Hapten-Wirkung 41

    1. Dinitrophenylierung von Rinderserumalbumin und Ovalbumin
    2. Berechnung der Zahl der DNP-Gruppen pro Proteinmolekül
    3. Untersuchung von DNP-Haptenen im Ring-Test
    4. Untersuchung von DNP-Haptenen durch Doppeldiffusion
    5. Nachweis der Bindung von Di-DNP-Lysin durch DNP-spezifische Antikörper

X. Immunofluoreszenz: Konjugation von Immun-Globulinen mit Fluorescëin und Rhodamin 46

XI. Quantitative Mikro-Complement-Fixierung 49

    1. Herstellung des Complement-Puffers
    2. Waschen, Standardisieren und Sensibilisieren von Schaf-Erythrocyten
    3. Amboceptor-Titration
    4. Complement-Titration
    5. Untersuchung der pro- und antikomplementären Effekte des verwendeten Antigens und Antiserums
    6. Mikro-Complement-Fixierungs-Test

XII. Radioimmunoassay 59

    1. Bestimmung von Corticosteron aus Human- und Kaninchen-Serum durch Radioimmunoassay

Anhang: Bestimmungs-Methoden 68

    A. Messung von Trypsin-Aktivität mit BAEE als Substrat 68
    B. Messung von Trypsin-Aktivität mit Casein als Substrat 69
    C. Messung der Aktivität von Lactatdehydrogenase (LDH) 70
    D. Proteinbestimmung 71

Bezugsquellen-Nachweis 73

Weiterführende Literatur 76

Verzeichnis der Abkürzungen 77

Vorwort

Zweck dieses seit dem Sommer-Semester 1973 in Heidelberg neu aufgebauten Praktikums soll es sein, dem Studenten im Hauptstudium die methodischen Möglichkeiten vor Augen zu führen, welche die Immunologie bietet. Bei der Lösung konkret gestellter Übungsaufgaben sollen ausreichend praktische Fähigkeiten und Kenntnisse vermittelt werden, um diese Methoden später selbständig bei einer Vielzahl von Fragestellungen ganz unterschiedlicher Art in Biologie, Biochemie und Medizin anwenden zu können.

Diese Absicht, sowie der einem dreiwöchigen Praktikum gesetzte Umfang machten es erforderlich, die Auswahl auf Methoden zu beschränken, welche dem Gebiet der «Immunchemie» zuzurechnen sind, während auf Übungen zur «Biologie der zellulären Immunantwort» verzichtet werden mußte.

Die detailliert ausgearbeiteten Arbeitsvorschriften sind gleichzeitig als ständig zur Verfügung stehende Anleitung für die spätere Anwendung gedacht.

Abgesehen hiervon sind immunologische Methoden besonders geeignet, ein Gefühl für den Umgang mit geringsten Substanzmengen und für besonders exaktes Arbeiten zu vermitteln.

Schließlich versteht es sich von selbst, daß die Praxis der Immunologie auch einen direkten und anschaulichen Zugang zu den theoretischen Grundlagen der Immunologie bietet.

Ein Vorzug der hier dargestellten Methoden und Aufgaben ist es, daß sie tatsächlich funktionieren, da sie auf den Erfahrungen in einem regelmäßig durchgeführten Praktikum beruhen.

An der Erprobung und Durchführung dieses Praktikums waren meine technische Assistentin, Frau Brigitte Fritsch, sowie die Studenten Helmut Haas, Frank Jakob, Thomas Meyer, Karl Müller, Gaby Neuer, Michael Retzbach und Annelie Weiske beteiligt. Ihnen gebührt an dieser Stelle mein besonderer Dank.

Meinen Heidelberger Kollegen Herbert Jungfer, Hans Peter Seelig und Pal Vecsei danke ich sehr für die wertvollen Anregungen und die hilfreiche Unterstützung beim Aufbau einzelner Versuche.

Heidelberg, im Februar 1976   Robert Zwilling

I. Quantitative Präzipitationskurve nach HEIDELBERGER und KENDALL

Die als Präzipitations-Reaktion bezeichnete Fähigkeit der Antikörper, mit ihrem Antigen sichtbare Aggregate zu bilden, welche aus der Lösung ausfallen, ist die Grundlage vieler immunologischer Methoden. Diese Präzipitations-Reaktion verläuft in zwei Phasen: zunächst bildet sich innerhalb von Sekunden ein löslicher Antigen-Antikörper-Komplex, während die anschließende Bildung sichtbarer Aggregate viel langsamer verläuft.

Die Präzipitat-Bildung kann durch Trübungsmessung bei 436 nm am Photometer EPPENDORF quantitativ verfolgt werden.

Titriert man steigende Mengen Antigen gegen eine konstante Menge Antikörper, so erhält man eine nach dem ersten Untersucher dieser Beziehungen auch als «HEIDELBERGER-Kurve» (1) bezeichnete, quantitative Präzipitations-Kurve (s. Abb. 1).

Man kann prinzipiell hierbei drei verschiedene Präzipitations-Bereiche unterscheiden, welche durch das Vorhandensein von Antikörper oder Antigen im Überstand nach Entfernung der Präzipitate definiert sind:

I. **Bereich des Antikörper-Überschusses:** in diesem Teil der Kurve nimmt die Menge des Immunpräzipitates fast linear mit der Menge des Antigens zu.

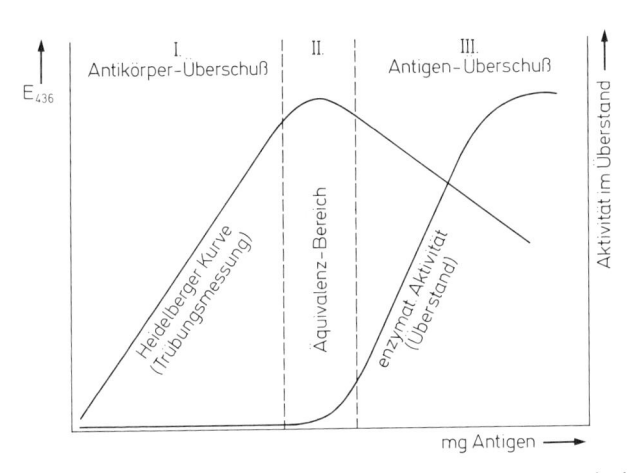

Abb. 1: Setzt man gleichen Mengen eines Antiserums steigende Mengen des homologen Antigens zu, so steigt die Präzipitatbildung zunächst an, durchläuft ein Maximum und nimmt dann trotz weiter steigender Antigen-Mengen wieder ab. Verfolgt man gleichzeitig die enzymatische Aktivität des Antigens, so ist der Äquivalenzpunkt, bei welchem gleiche Mengen Antigen : Antikörper vorhanden sind, scharf definiert durch das erste Auftreten von Aktivität im Überstand.

II. **Äquivalenz-Bereich:** hier liegt das Optimum der Immunpräzipitation. Im Überstand sind weder freie Antigene noch freie Antikörper nachweisbar. Dieser Äquivalenz-Bereich entspricht außerdem in etwa der optimalen Relation, die bei Gel-Diffusions-Methoden zur Ausbildung von Präzipitatlinien führt.

III. **Bereich des Antigen-Überschusses:** bei weiterer Zugabe von Antigen geht das zunächst gebildete maximale Immunpräzipitat wieder in Lösung über, was sich in einer Abnahme der gemessenen Trübung äußert. Bei der Verwendung von enzymatisch aktiven Antigenen läßt sich dies außerdem dadurch zeigen, daß jetzt erstmals Aktivität im Überstand auftritt.

Aus der HEIDELBERGER-Kurve lassen sich mehrere grundlegende Merkmale der Immunreaktionen ableiten, wie z. B., daß Antikörper zumindest bivalent gebaut sein müssen und daß auch auf den Antigenen mehr als nur eine «antigene Determinante» zu finden sein muß.

Diese Beziehungen werden durch das Schema in Abb. 2 verdeutlicht.

Das Gesagte gilt zunächst für die Verwendung monospezifischer Antigen-Antikörper-Systeme und für Seren, die aus Kaninchen gewonnen wurden. Bei multispezifischen Systemen und Antikörpern von Mensch und Pferd hat man komplexere Reaktionen beobachtet. Der Äquivalenz-Bereich der HEIDELBERGER-Kurve, in welchem per definitionem alle spezifischen Antikörper im Präzipitat gebunden vorliegen, bietet damit zugleich die Möglichkeit, den Antikörper-Titer in mg Pro-

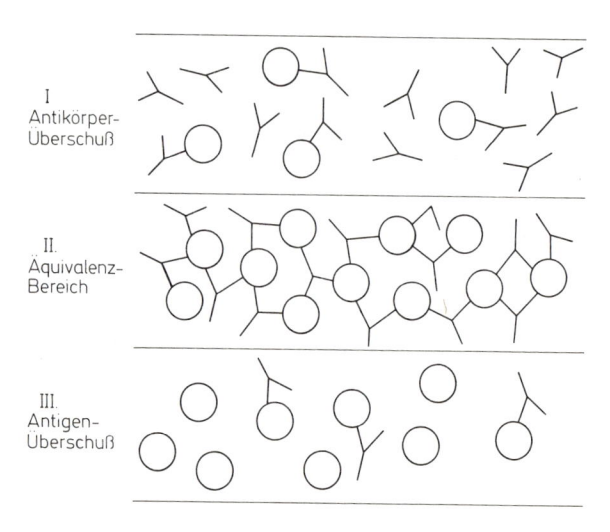

Abb. 2: Im Äquivalenzbereich (II) bilden die bivalenten Antikörper und die polyvalenten Antigene maximale Aggregate, welche sich bei relativem Antigen-Mangel (I) noch nicht ausbilden können, bei relativem Antigen-Überschuß (III) dagegen wieder auflösen.
Enzymatische Aktivität kann erstmals bei Antigen-Überschuß im Überstand auftreten.

tein/ml Serum auf einfache Weise zu kalkulieren. Es genügt hierzu, die Protein-Menge des Gesamt-Präzipitates zu bestimmen und hiervon die bekannte Menge des darin enthaltenen Antigens in Abzug zu bringen.

Literatur

(1) HEIDELBERGER, M. und F. E. KENDALL, J. exp. Med. 61, 563; 62, 467 und 697 (1935).

Geräte und Reagenzien

Photometer EPPENDORF, zur Messung bei 436 nm.
1 cm-Glasküvette mit engem Spalt
Tischzentrifuge
10 kleine Reagenzgläser, für Verdünnungsreihe
11 kleine Reagenzgläser (zentrifugierbar), für Präzipit.-Ansätze

LDH-1 (Herzmuskeltyp), vom Schwein
Anti-LDH-1-Serum
Physiologische Kochsalzlösung (0,9%ig)

Alle Geräte und Reagenzien zur Messung von LDH-Aktivität (s. Anhang)
Alle Geräte und Reagenzien zur Protein-Bestimmung (s. Anhang).

Ausführung und Aufgaben

Als monospezifisches Ag-Ak-System findet LDH-1/Anti-LDH-1 Verwendung; es kann jedoch auch jedes andere geeignete System mit gleichem Ergebnis eingesetzt werden.

Ausgehend von einer Konzentration von 750 µg/ml (LDH-1) stellt man eine Antigen-Verdünnungsreihe mit folgenden Konzentrationen her:

750	500	400	300	250	200	150	100	50	25	µg/ml
(10)	(9)	(8)	(7)	(6)	(5)	(4)	(3)	(2)	(1)	

Zum Verdünnen wird physiologische Kochsalzlösung verwendet.

1. Messung der LDH-Aktivität in den Ansätzen 1–10, sowie im Blindwert. Zeichnen der Eichkurve (Kurve 1 in Diagramm I). Abszisse: Antigenkonzentration in µg; Ordinate: LDH-Aktivität in mU.

2. In 11 kleine Reagenzgläser je 0,3 ml Antiserum (Anti-LDH-1) geben. Hierzu pipettiert man je 0,3 ml aus den Verdünnungsansätzen 1–10 (beschriften!); in Glas 11 werden als Blindwert 0,3 ml physiologische Kochsalzlösung gegeben. Kurz schütteln und bei Zimmertemperatur exakt 20 Min. stehen lassen.

Da nicht alle Proben gleichzeitig gemessen werden können, startet man zweckmäßigerweise die einzelnen Proben in einem Abstand von 5 Min., um für alle die gleiche Inkubationsdauer einhalten zu können.

Nach der Inkubation werden von jeder Probe nach gutem Durchmischen 0,3 ml entnommen und im Photometer EPPENDORF die Extinktion bei 436 nm in der Glasküvette mit engem Spalt gegen den Blindwert gemessen.

Die erhaltenen Extinktionswerte (Ordinate) sind gegen die Antigenkonzentration (Abszisse) aufzutragen (Kurve 2 in Diagramm I).

3. Die Hälfte eines jeden Ansatzes 1–10 (0,3 ml) wird zur sofortigen Messung der ingesamt noch vorhandenen LDH-Restaktivität (in Präzipitat und Überstand) verwendet. Vor der Probenentnahme gut durchmischen! Möglichst Doppelmessungen machen. Die erhaltenen Werte werden in % Restaktiviät als Kurve 4 in Diagramm II eingetragen.

4. Die zweite Hälfte der Ansätze 1–10 (0,3 ml) wird möglichst rasch zentrifugiert und die LDH-Aktivität im Überstand gemessen. Die gefundene Überstandsaktivität in % Restaktivität wird als Kurve 3 in Diagramm I und II eingetragen.

5. Als Differenz aus Kurve 3 und 4 läßt sich die LDH-Restaktivität im Präzipitat ermitteln. Zeichne die resultierende Kurve 5 ebenfalls in Diagramm II ein.

Wie ist der Verlauf der einzelnen Kurven zu interpretieren?

6. Durch eine Protein-Bestimmung a) des Präzipitates im Äquivalenzpunkt und b) im dazugehörenden Verdünnungsansatz ist zu errechnen, wieviel mg spezifischer Antikörper pro ml des verwendeten Serums präzipitiert werden (Titerbestimmung).

II. Immuno-Diffusion und -Präzipitation

A. Doppel-Diffusion nach OUCHTERLONY

Bei der Doppel-Diffusions-Technik nach OUCHTERLONY (1) diffundieren sowohl Antigen als auch Antikörper in einer Agarschicht aufeinander zu, bis an der Stelle des optimalen Antikörper/Antigen-Verhältnisses sich eine Präzipitat-Linie ausbildet. Aus diesem Grunde bezeichnet man den Vorgang auch als «zweidimensionale Doppeldiffusion».

Ein reines Antigen bildet dabei nur eine Präzipitat-Linie mit seinem homologen Antikörper; zwei verschiedene Antigene verhalten sich unabhängig voneinander. Je nach Beschaffenheit von Antigen und Antiserum kann man folgenden verschiedenen Ausfall der Präzipitat-Linien beobachten (s. Abb. 3):

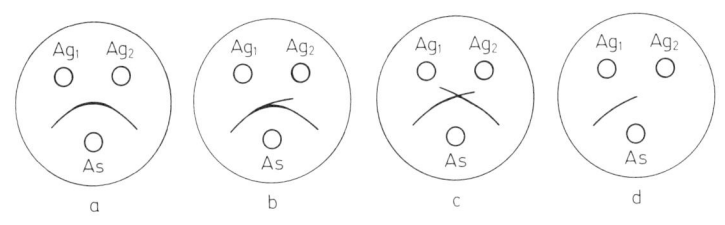

Abb. 3: Immuno-Doppeldiffusion und immunologische Verwandtschaft.

a) Die Präzipitat-Linien der Antigene Ag_1 und Ag_2 verschmelzen miteinander: die Antigene «kreuzreagieren» und sind (nach dieser Methode) immunologisch identisch.

b) Ein sich ausbildender Sporn zeigt an, daß auf dem homologen Antigen Ag_1 Strukturen vorhanden sind, welche mit Ag_2 kreuzreagieren, daneben aber noch weitere, welche diese Reaktion nicht geben. Ag_1 und Ag_2 haben nur einen Teil ihrer antigenen Determinanten gemeinsam, sie sind zum Teil immunologisch verwandt.

c) Die Präzipitat-Linien von Ag_1 und Ag_2 überschneiden sich, das Antiserum enthält verschiedene Antikörper, welche jeweils zu Ag_1 und Ag_2 homolog sind. Die beiden Antigene zeigen folglich bei diesem Test keine immunologische Verwandtschaft zueinander.

d) Nur das homologe Antigen Ag_1 präzipitiert, das heterologe Antigen Ag_2 läßt dagegen keine Reaktion erkennen. Das Antiserum enthält keine mit diesem Test nachweisbaren Antikörper gegen das Antigen Ag_2.

Die OUCHTERLONY-Technik eignet sich besonders dazu, die immunologische Verwandtschaft einer Reihe verschiedener Antigene gleichzeitig und mit wenig Aufwand zu studieren. Außerdem bietet sich umgekehrt die Möglichkeit, verschiedene Antiseren gegen ein bestimmtes Antigen gleichzeitig zu prüfen. Schließlich ist es möglich, eine einfache Titer-Bestimmung durchzuführen, indem man in ein mittleres Loch das Antigen gibt und in kreisförmig darum angeordnete Löcher das Antiserum in steigender Verdünnung.

Die OUCHTERLONY-Technik hat allerdings bei komplexen Antigen-Gemischen nur ein beschränktes Auflösungsvermögen, auch können nicht präzipitierende Antikörper nicht entdeckt werden. Im ersten Falle helfen Techniken wie die Immuno-Elektrophorese oder noch besser die zweidimensionale Elektrophorese nach LAURELL weiter, im zweiten Falle könnte man die Mikro-Complementfixierung oder einen Radioimmunoassay anwenden.

Literatur

(1) OUCHTERLONY, O., Acta Pathol. Microbiol. Scand., 25, 186 (1948) und 26, 507 (1949).

Geräte und Reagenzien

Nivelliertisch
Stanzschablone
Lochstanze
Eppendorf-Pipetten
Plastik-Petrischalen ⌀ 5 cm
Gasflamme   Filterpapier

Anti-Rindertrypsin-Serum
Antigene: verschiedene Trypsine und Chymotrypsin
Agarose
5,5-Diäthylbarbitursäure Natriumsalz (Veronal)
Salzsäure
Physiologische Kochsalzlösung (0,9% NaCl)

Ausführung

In drei Petrischalen vom Durchmesser 5 cm soll eine etwa 2,5 cm dicke Agaroseschicht gegossen werden. Dazu füllt man in jede Schale auf einem Nivelliertisch 5 ml Agarose (0,8%ig in 0,025 M Veronal/HCl-Puffer, pH 8,6), die man vorher auf kleiner Flamme verflüssigt hat.

Anschließend deckt man den Nivelliertisch mit einem Staubschutz ab und läßt die Agarose erstarren. Nach 30–60 Minuten sind die Agarose-Gele verwendbar. Man kann sie im Kühlschrank für einige Zeit aufbewahren. Mit Hilfe der Stanzschablone und der dazugehörigen Lochstanze werden nun die Depots für Antiseren und Antigene nach folgendem Muster ausgestanzt (s. Abb. 4):

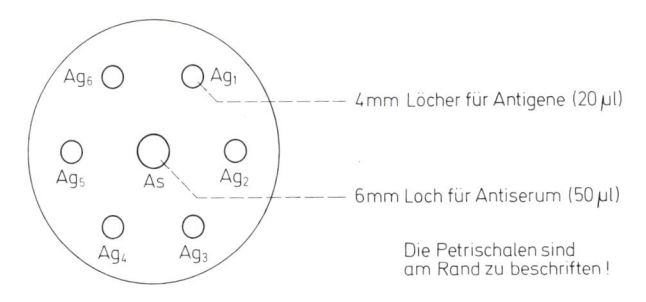

Abb. 4: Anordnung der Depotlöcher bei der Immuno-Doppel-Diffusion

4 mm Löcher für Antigene (20 µl)

6 mm Loch für Antiserum (50 µl)

Die Petrischalen sind am Rand zu beschriften!

In das Mittelloch werden 50 µl des unverdünnten Antiserums eingefüllt, in die äußeren Löcher 50 µg des jeweiligen Antigens in 20 µl physiologischer Kochsalzlösung. Schließlich läßt man, geschützt vor Austrocknung, bei Zimmertemperatur 24–48 Stunden diffundieren bis sich Präzipitatlinien zeigen.

Färbung der Präzipitat-Linien: Die Gele werden 2 Tage lang mit physiologischer Kochsalzlösung zum Herauswaschen aller nicht präzipitierten Proteine überschichtet, wobei diese Waschlösung zweimal zu wechseln ist. Hierauf 2 Stunden in aqua dest. wässern und die Gele, auf welche faserfreies Filterpapier von passendem Format blasenfrei aufgelegt wird, im Trockenschrank bei 40° C trocknen. Die Gele bilden einen fest haftenden, dünnen Film, von welchem etwa noch anhaftende Papierfasern unter Wasser vorsichtig abgerieben werden können.

Man läßt jetzt die Gele 5 Min. in 2%iger Essigsäure quellen und färbt mit einer der nachstehenden Lösungen:

Amidoschwarz: 0,1% Amidoschwarz in Methanol-Eisessig (9 : 1), 10 Min. färben. Auswaschen mit Methanol-Eisessig (9 : 1).

Azocarmin: 0,5% Azocarmin in Methanol-Eisessig (9 : 1), 15 Min. färben. Auswaschen mit Methanol-Eisessig (9 : 1).

Lichtgrün: 0,5% Lichtgrün in 5% Trichloressigsäure. 60 Min. färben. Auswaschen mit 5%iger Trichloressigsäure.

Falls erforderlich, kann auch unter fließendem Wasser der Farbüberschuß ausgewaschen werden, wobei jedoch darauf zu achten ist, daß die Präparate nicht zu stark entfärbt werden.

Aufgaben

1. Mit der ersten Agarose-Schale wird ein Doppel-Diffusions-Versuch ausgeführt zur Untersuchung der immunologischen Verwandtschaft strukturverwandter Proteine, wobei ein Antiserum gegen Rinder-Trypsin Verwendung findet:

Ag_1 = Rinder-Trypsin
Ag_2 = Schafs-Trypsin
Ag_3 = Rinder-Trypsinogen
Ag_4 = Schweine-Trypsin
Ag_5 = Pferde-Trypsin
Ag_6 = Flußkrebs-Trypsin od. Chymotrypsin

Welche Trypsine kreuzreagieren, welche nicht?

Zur Beachtung: Trypsin baut sich in Lösung bei pH 8 autokatalytisch sehr rasch ab. Allen Trypsin-Lösungen muß daher 0,01 M $CaCl_2$ zugesetzt werden. Keine Puffer verwenden, welche mit $CaCl_2$ ausfallen. Enzym-Stammlösungen im Eisbad aufbewahren.

2. Mit der zweiten Agarose-Schale soll das Präzipitations-Verhalten von zwei heterologen Immun-Systemen studiert werden. In das mittlere Depot-Loch wird Anti-Rindertrypsin-Serum und Anti-Flußkrebstrypsin-Serum, 1 : 1 gemischt, eingefüllt. Durch folgende Anordnung der Antigene läßt sich das «Verschmelzen» und «Kreuzen» der Präzipitat-Linien gut beobachten:

Ag_1 = Rinder-Trypsin
Ag_2 = Flußkrebs-Trypsin
Ag_3 = Rinder-Trypsin
Ag_4 = Rinder-Trypsin
Ag_5 = Flußkrebs-Trypsin
Ag_6 = Flußkrebs-Trypsin

Der Versuch läßt sich auch mit beliebigen anderen heterologen Systemen ausführen.

3. Mit der dritten Agarose-Schale wird der Titer eines Anti-Rindertrypsin-Serums mit der OUCHTERLONY-Technik annähernd bestimmt. In das mittlere Depot-Loch wird das Antigen gegeben, in die 6 äußeren Depot-Löcher eine 1 : 2 Verdünnungsreihe des Antiserums.

Bei welcher Antiserum-Verdünnung läßt sich gerade noch eine Präzipitat-Bildung beobachten?

Weshalb verlaufen die Präzipitat-Linien spiralig?

B. Enzymatische Aktivität in Immuno-Präzipitaten

Von besonderem Interesse ist die Frage, ob mit der Immuno-Präzipitation ein Verlust der katalytischen Eigenschaften eines Enzyms einhergeht. In einem weiteren Versuch soll daher festgestellt werden, ob die präzipitierten Trypsine im Antigen-Antikörper-Komplex noch enzymatisch aktiv sind. Hierzu werden die chromogenen Substrate Benzoyl-L-Arginin-naphthylamid (BANA) und Acetyl-L-Phenylalanin-naphthylester (APNE) verwendet.

BANA ist ein für Trypsin spezifisches Substrat und wird durch Chymotrypsin nicht gespalten; APNE dagegen ist auch ein gutes Substrat für Chymotrypsin. Bei der enzymatischen Hydrolyse dieser Substrate entsteht Naththylamin, bzw. Naphthol. Diese Spaltprodukte kuppeln im Gegensatz zu den intakten Substraten mit Diazoverbindungen zu Farbstoffen, so daß sich auf diese Weise die enzymatische Aktivität als Farbreaktion nachweisen läßt (1).

Literatur

(1) ZWILLING, R. et al., Comp. Biochem. Physiol. 28, 1275 (1969).

Geräte und Reagenzien

Zubehör zum Stanzen von Depot-Löchern
Objektträger
Rasierklingen

Anti-Rindertrypsin-Serum
Anti-Flußkrebstrypsin-Serum
Rindertrypsin
Flußkrebstrypsin
Agarose
Benzoyl-L-Arginin-naphthylamid (BANA)
Acetyl-L-Phenylalanin-naphthylester (APNE)
Diazoblau (Dio-ortho-Anisidin)
Dimethylformamid
Tris-Puffer (0,1 M, pH 8,0)

Ausführung

In leichter Abwandlung der Doppel-Diffusions-Technik werden auf zwei Objektträger je 2 ml der bereits im vorangegangenen Versuch verwendeten Agarose aufgebracht. Depotlöcher (Ø 3 mm) und eine Depotrinne (Breite 2 mm) werden nach folgendem Schema ausgestanzt, bzw. mit einer Rasierklinge ausgeschnitten (s. Abb. 5):

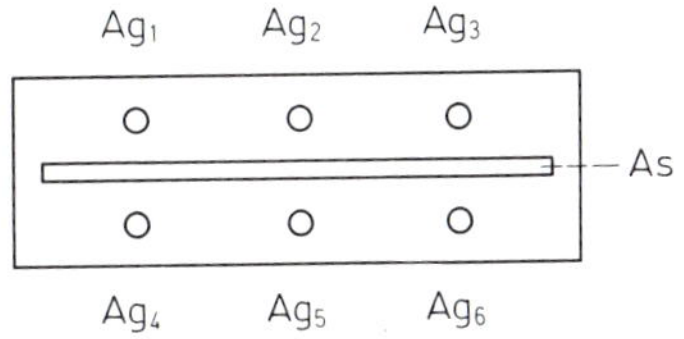

Abb. 5: Anordnung der Depotlöcher und der Depotrinne bei der Immuno-Doppel-Diffusion auf einem Objektträger.

In diesem Versuch soll die gleiche Antiserum-Mischung und die gleiche Anordnung der Antigene wie in der vorangegangenen Aufgabe 2) verwendet werden. Man verteilt je 100 µl der Antiserum-Mischung gleichmäßig in die Depotrinnen von 2 Objektträgern und gibt 50µg/10µl der jeweiligen Antigene in die Depotlöcher. Nach Bildung der Präzipitatbanden den Protein-Überschuß, wie bereits beschrieben, gut auswaschen. Die mittlere Rinne und die Depotlöcher mit der zuvor verwendeten Agarose (45° C) ausgießen. Anschließend wird 1 ml «Färbeagar», welcher auf 45° C temperiert ist, gleichmäßig über den Objektträger ausgegossen.

Der **Färbeagar** hat folgende Zusammensetzung:

a) 10 mg BANA oder 5 mg APNE, lösen in 5 ml Tris-Puffer (0,1 M, pH 8,0), welchem zuvor 1 ml Dimethylformamid zugesetzt wurde.

b) 40 mg Diazoblau in 5 ml Tris-Puffer (0,1 M, pH 8,0) und 1 ml Dimethylformamid lösen.

c) 6 ml einer 1%igen Agarose-Lösung in Tris-Puffer (0,1 M, pH 8,0) herstellen.

Die Ansätze a)–c) auf 45° C erwärmen, zusammenschütten und gut mischen.

Zur Beachtung: Man erhält 18 ml Endvolumen, womit 17 Objektträger überschichtet werden können. Es empfiehlt sich, jeweils nur die tatsächlich benötigte Menge Färbeagar anzusetzen.

Die mit Färbeagar bedeckten Objektträger werden bei Zimmertemperatur in einer feuchten Kammer inkubiert, worauf sich bei dem Substrat APNE nach 10–60 Min. rotviolette, bei dem Substrat BANA nach 1–24 Std. orange-braun gefärbte Banden entwickeln. Der Farbüberschuß wird durch Wässern entfernt und die Gele, wie bereits beschrieben, getrocknet.

Aufgabe

4. Führe den Nachweis, daß die präzipitierten Trypsine im Antigen-Antikörper-Komplex noch enzymatisch aktiv sind.

III. Untersuchung der LDH-Isoenzyme durch Immunoelektrophorese

Im Jahre 1953 veröffentlichten GRABAR und WILLIAMS (1) die Methode der Immunoelektrophorese, welche die Kombination eines immunchemischen Verfahrens mit einem Trennungsvorgang durch Elektrophorese darstellt. Nachdem z. B. die im Serum enthaltenen Einzelproteine in einem Agargel von der Auftragsstelle aus linear entsprechend ihrer elektrophoretischen Beweglichkeit aufgetrennt wurden, bringt man in eine parallel dazu verlaufende Rinne das Antiserum und läßt Antigene und Antikörper gegeneinander diffundieren. Die sich bildenden Präzipitatlinien zeigen aufgrund der vorangegangenen Trennung der Antigene eine erheblich verbesserte Auflösung, etwa im Vergleich zur Doppel-Diffusions-Technik nach OUCHTERLONY.

Es gelang, im normalen menschlichen Serum durch Immunoelektrophorese etwa 30 verschiedene Präzipitatlinien nachzuweisen, wodurch dieses Verfahren auch heute noch eine große klinische Bedeutung hat. Zunächst sollen durch Immunoelektrophorese die Isoenzymbanden der Lactatdehydrogenase (LDH) untersucht werden.

Das Enzym **Lactatdehydrogenase (LDH)** besitzt einen tetrameren Aufbau (2). Es treten zwei verschiedene Arten von Untereinheiten auf, nämlich ein Monomer vom Typ H (**Herztyp**) und ein Monomer vom Typ M (**Muskeltyp**). Durch freie Kombination dieser beiden Untereinheiten ergeben sich die 5 verschiedenen LDH-Banden:

$$LDH\text{-}1 = H\ H\ H\ H$$
$$LDH\text{-}2 = H\ H\ H\ M$$
$$LDH\text{-}3 = H\ H\ M\ M$$
$$LDH\text{-}4 = H\ M\ M\ M$$
$$LDH\text{-}5 = M\ M\ M\ M$$

Im Herzmuskel überwiegt die Bande LDH-1, im Skelettmuskel die Bande LDH-5. Neben diesen homogenen Tetrameren kommen in beiden Geweben auch noch die hybriden Formen mit unterschiedlichem Anteil vor. Die Dissoziation des tetrameren Komplexes bringt eine vollständige enzymatische Inaktivierung mit sich.

Für derartige Proteine von verschiedener Struktur, aber gleicher enzymatischer Wirkung wurde der Begriff «Isoenzyme» eingeführt.

Es hat sich gezeigt, daß das jeweils zu beobachtende Isoenzymmuster der LDH sowohl charakteristisch für ein bestimmtes Gewebe wie auch artspezifisch ist. Dabei gilt, daß bei höheren Organismen die Unterschiede zwischen näher verwandten Spezies geringer sind als zwischen verschiedenen Geweben desselben Organismus, was sich auch im folgenden Versuch beobachten läßt.

Immunologisch unterscheiden sich die beiden Monomere H und M dadurch, daß sie die Bildung verschiedener Antikörper-Populationen stimulieren, wodurch die Isoenzyme der LDH ein interessanter Gegenstand für immunologische Untersuchungen sind.

MARKERT und APPELLA (3) nehmen aufgrund ihrer Untersuchungen mit kristallinen LDH-Isoenzymen an, daß die homogenen Isoenzyme die Bildung homologer Antikörper hervorrufen, während die hybriden Isoenzyme H_3M, H_2M_2 und HM_3 die Bildung von Antikörpern stimulieren, welche alle fünf Isoenzyme präzipitieren.

In den folgenden Immunoelektrophoresen sollen die LDH-Präzipitatlinien über ihre enzymatische Aktivität nach dem Tetrazolium-Verfahren sichtbar gemacht werden. Dies hat neben einer großen Erhöhung der Sensitivität den Vorteil, daß sich die Immunoelektrophoresen auch direkt mit ungereinigten Gewebeextrakten ausführen lassen und allein die LDH-Isoenzyme als blauschwarze Linien zum Vorschein kommen. Die Farbreaktion beruht auf folgendem Prinzip:

$$\text{Lactat} + NAD^+ \xrightleftharpoons{\text{LDH}} \text{Pyruvat} + NADH + H^+$$

$$NADH + PMS + H^+ \longrightarrow NAD^+ + \text{red. PMS}$$

$$\text{red. PMS} + \text{Tetrazoliumsalz} \longrightarrow \text{Formazan} + PMS$$

Die Lage der aktiven LDH in den Präzipitatlinien wird folglich durch die Hydrierung von NAD^+ zu NADH nachgewiesen, wobei dies dadurch sichtbar gemacht wird, daß Phenazinmethosulfat (PMS) als Elektronenkuppler die Elektronen von NADH auf das Tetrazoliumsalz überträgt und dieses zum stark gefärbten Formazan reduziert wird (5).

Literatur

(1) GRABAR, P. u. C. A. WILLIAMS, BBA **10**, 193 (1953).
(2) WIELAND, Th. u. G. PFLEIDERER, Biochem. Z. **329**, 112 (1957).
(3) MARKERT, C. L. u. E. APPELLA, Ann. N. Y. Acad. Sci. **103**, 915 (1963).
(4) KOWALEWSKI, S. L., Die Isoenzyme der Lactatdehydrogenase, Gg. Thieme Verlag, Stuttgart (1972).
(5) BERGEMEYER, H. U., Methoden der enzymatischen Analyse, Verlag Chemie, Weinheim (1970), S. 538.

Geräte und Reagenzien

Gleichstromgerät
Kammer für Immunoelektrophorese
Kühlblock, dazu passend
Objektträger, entfettet
Filterpapier
Nivelliertisch

Stanzgerät für Auftragstelle u. Antiserum-Rinne
Starmix-Gerät
Glaswolle

LDH-1 (vom Schwein)
LDH-1+5 (vom Schwein)
Zwerchfell-Extrakte aus verschiedenen Tierspezies
Anti-LDH-1-Serum
Anti-LDH-1+5-Serum
Natrium-diäthylbarbiturat
Natriumacetat-trihydrat
1 N Salzsäure
Agarose
p-Nitro-blautetrazoliumchlorid (NBT)
Phenazin-methosulfat (PMS)
Lithium-Lactat
Essigsäure
K_2HPO_4 und KH_2PO_4

Zunächst werden folgende Lösungen angesetzt:

1. **Elektrolyt-Lösung** (Veronal-Puffer, pH 8,2, Ionenstärke = 0,1). 13,38 g Natrium-diäthylbarbiturat und 8,83 g Natriumacetat-trihydrat in 1 Liter aqua dest. lösen. Diese Stammlösung (μ = 0,15) vor der Elektrophorese noch 2 : 1 verdünnen (μ = 0,1).

2. **Agarose (2%ig):** 2 g Agarose in 100 ml Veronal-Puffer (Lösung 1) suspendieren, unter Rühren auf 90° C erhitzen bis die Lösung klar ist und dann auf 70° C abkühlen lassen.

3. **Färbe-Lösung:** 20 mg NAD, freie Säure, 20 mg p-Nitro-blautetrazoliumchlorid (NBT), 40 ml Veronal-Puffer (Lösung 1) und 50 mg Lithium-Lactat nacheinander in einen 50 ml Erlenmeyer-Kolben geben und unmittelbar vor Gebrauch eine Spatelspitze Phenazinmethosulfat (PMS) hinzufügen. Dieser Ansatz reicht zur Anfärbung von mind. 18 Objektträgern aus. Die Färbelösung ist lichtempfindlich.

4. **Essigsäure, 2%ig:** 20 ml Eisessig mit 980 ml aqua dest. verdünnen.

5. **Kalium-Phosphat-Puffer, pH 7,0:** 11,41 g $K_2HPO_4 \cdot 3 H_2O$ ad 500 ml mit aqua dest. auffüllen.
6,80 g KH_2PO_4 ad 500 ml mit aqua dest. auffüllen.
Man nimmt dann 61,2 ml der K_2HPO_4-Lösung und füllt mit der KH_2PO_4-Lösung auf 100 ml auf (= 0,1 M Stammlösung).
Vor Gebrauch die Stammlösung 1 : 10 verdünnen und auf pH 7,0 einstellen.

6. **LDH-Isoenzym-Proben:** Von ca. 50 g Zwerchfell (enthält alle Banden) der zu untersuchenden Tierart Fett und Bindegewebe entfernen und mit ca. 100 ml Kalium-Phosphat-Puffer (0,01 M, pH 7,0) im Starmix homogenisieren; mit der

SORVALL-Zentrifuge den Rückstand abzentrifugieren, die Fettschicht entfernen und den Überstand über Glaswolle filtrieren. Portionsweise bei $-20°$ C aufbewahren. Die LDH-Aktivität soll etwa 100 U/ml betragen.

Für die Immunoeletrophorese findet eine ungereinigte Enzym-Lösung Verwendung, die mit aqua dest. auf 20–40 U/ml verdünnt wurde.

Ausführung

6 Objektträger (fettfrei) auf den Nivelliertisch legen.

Agar (Lösung 2) auf ca. 60° C abkühlen lassen und 3 ml Agar pro Objektträger ausgießen. Nach etwa 15 Min. ist die Agarschicht erstarrt. Mit der Lochstanze (Ø 3 mm) 2 Depots in jede Platte stanzen. Nach der Elektrophorese wird eine Mittelrinne (2 mm breit) mit einer Rasierklinge geschnitten und zwar in folgender Anordnung (s. Abb. 6):

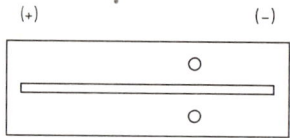

Abb. 6: Vorbereitung der Objektträger für die Immunoelektrophorese von LDH-Isoenzymen.

Anschließend werden die Enzymproben (50 µg LDH in 10 µl, bzw. 20–40 U LDH-Aktivität bei Rohextrakten) nach dem Schema in Abb. 7 in die Depot-Löcher gebracht. Die Elektrodenkammern sind mit Veronal-Puffer (Lösung 1) zu füllen und die Objektträger so in die Elektrodenkammer zu legen, daß die Auftragsstellen für die Proben näher an der Kathode liegen (s. Abb. 6).

Mit passend zugeschnittenen Filterpapierstreifen werden Strombrücken zwischen der Elektrolyt-Lösung und den Agarplatten hergestellt. Schließlich wird der Kammerdeckel aufgelegt und die Spannung angelegt. Laufzeiten: 180 Min. bei LDH vom Rind; 150 Min. bei LDH von Schwein, Pferd, Kaninchen. Spannung: 45 V zwischen den Objektträgerenden.

Nach beendeter Elektrophorese 100 µl Anti-LDH-Serum (entsprechend dem Schema in Abb. 7) in die mittlere Rinne geben und bei 4 °C 24–48 Stunden präzipitieren lassen. Hierauf den Proteinüberschuß in physiologischer Kochsalzlösung auswaschen.

Anfärbung der aktiven LDH-Präzipitate mit NBT: Den Objektträger in eine flache Schale legen und bei Raumtemperatur die Tetrazolium-Färbelösung (Lösung 3) als dünne Schicht über den Objektträger gießen. Bis zur Beendigung der Farbentwicklung (ca. 15–60 Min.) die Objektträger mit einer Abdeckung gegen das Austrocknen schützen. Nach beendeter Farbentwicklung (Auftreten von deutlich sichtbaren blauschwarzen Banden) die Färbelösung mit Leitungswasser vorsichtig abspülen. Die Fixierung erfolgt durch Stehen lassen der Objektträger für 1–2 Stunden in Essigsäure (Lösung 4).

Wie bereits in Versuch II beschrieben, werden schließlich die Agarplättchen durch Auflegen von faserfreiem Filterpapier bei 40° C im Trockenschrank getrocknet.

Aufgabe

1. Untersuchung von LDH-Isoenzymen entsprechend dem Schema in Abb. 7 durch Immunoelektrophorese.

Wandert LDH-1 oder LDH-5 weiter zur Anode?
Kreuzreagieren LDH-1 und LDH 5 aus dem Schwein?
Kreuzreagieren homologe LDH-Isoenzyme aus den untersuchten Tierspezies?
Präzipitiert ein monospezifisches, gegen LDH-1 gerichtetes Antiserum auch LDH-5?

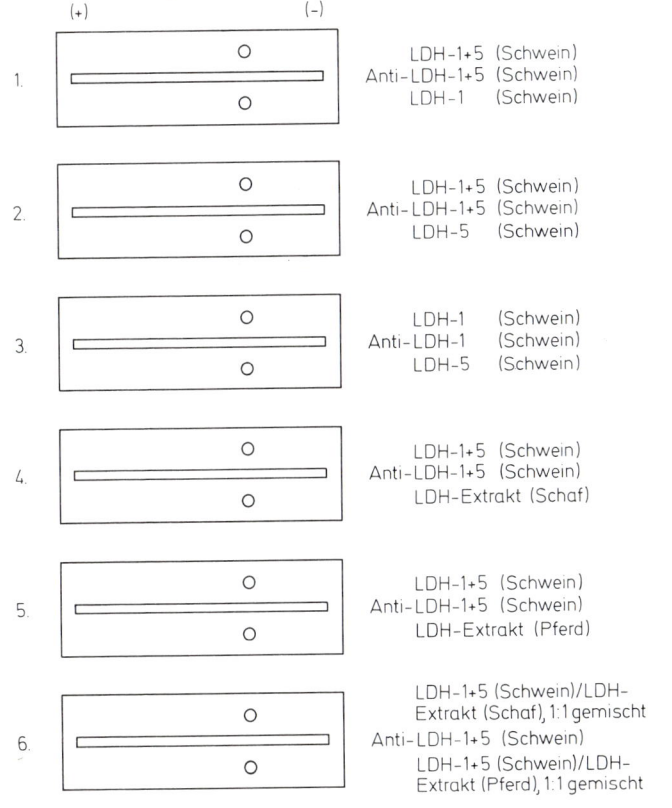

	(+)	(−)	
1.	○ ▭ ○		LDH-1+5 (Schwein) Anti-LDH-1+5 (Schwein) LDH-1 (Schwein)
2.	○ ▭ ○		LDH-1+5 (Schwein) Anti-LDH-1+5 (Schwein) LDH-5 (Schwein)
3.	○ ▭ ○		LDH-1 (Schwein) Anti-LDH-1 (Schwein) LDH-5 (Schwein)
4.	○ ▭ ○		LDH-1+5 (Schwein) Anti-LDH-1+5 (Schwein) LDH-Extrakt (Schaf)
5.	○ ▭ ○		LDH-1+5 (Schwein) Anti-LDH-1+5 (Schwein) LDH-Extrakt (Pferd)
6.	○ ▭ ○		LDH-1+5 (Schwein)/LDH-Extrakt (Schaf), 1:1 gemischt Anti-LDH-1+5 (Schwein) LDH-1+5 (Schwein)/LDH-Extrakt (Pferd), 1:1 gemischt

Abb. 7: Untersuchung der LDH-Isoenzyme aus reinen Präparaten und Rohextrakten von Schwein, Schaf und Pferd: Anordnung der Antigene und Antiseren.

IV. Identifizierung von Präzipitatlinien in der Immunoelektrophorese

Zur Identifizierung einzelner Präzipitatlinien aus einem Antigengemisch gibt es in der Immunoelektrophorese eine Reihe verschiedener Möglichkeiten.

Eine Auswahl der hier zur Verfügung stehenden, ganz unterschiedlichen Prinzipien soll im folgenden anhand der Identifizierung einzelner Plasmaproteine aus normalem Humanserum demonstriert werden.

Literatur

(1) SCHWICK, H. G., K. STÖRIKO und W. BECKER, in Laboratoriumsblätter für med. Diagnostik der Behringwerke AG. (1971).
(2) OSSERMAN, F. E., J. Immunol. 84, 93 (1960).

Geräte und Reagenzien

Alle Geräte und Reagenzien für die Immunoelektrophorese (s. Versuch III).
Normales Humanserum
Transferrin (Mensch)
α_1-Anti-Trypsin (Mensch)
Anti-Humanserum (vom Kaninchen)
Anti-Transferrin (vom Kaninchen)

Ausführung

Es werden 4 Objektträger mit Chromschwefelsäure gereinigt und nach den Angaben in Versuch III vorbereitet. In 3 Agarose-beschichtete Objektträger werden Rinnen und Depotlöcher nach dem Schema in Abb. 8, A geschnitten, in 1 nach dem Schema in 8, B.

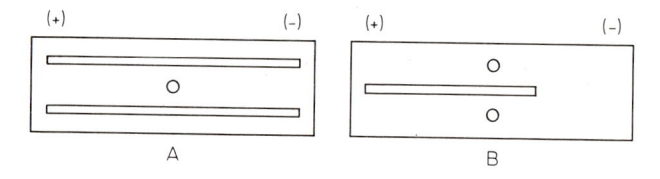

Abb. 8: Vorbereitung der Objektträger zur Identifizierung von Präzipitatlinien in der Immunoelektrophorese: Abmessung der Rinne: 2 × 55 mm; Depotloch: 3 mm Durchmesser; Abstand Rinne–Depotloch: 5 mm.

Anschließend werden 10µl Humanserum, bzw. 50 µg Transferrin oder α_1-Antitrypsin/10µl in die Depotlöcher gefüllt, und bei 45 V (gemessen zwischen den Objektträgerenden) 75 Min. elektrophoriert. Nach beendeter Elektrophorese je 100 µl Antiserum (1 : 1 verdünnt) in die Rinnen füllen. Nach 24 Stunden Diffusion in einer feuchten Kammer bei Zimmertemperatur haben sich die Präzipitat-Linien gebildet.
Antigen-Lösungen und Antiseren werden nach Abb. 9 in die Depotlöcher und Rinnen verteilt.

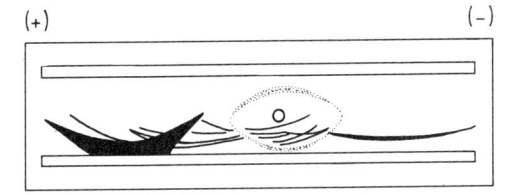

(+)   (−)   a. "Spezifisches Antiserum"

Anti-Transferrin
Human-Serum
Anti-Human-Serum

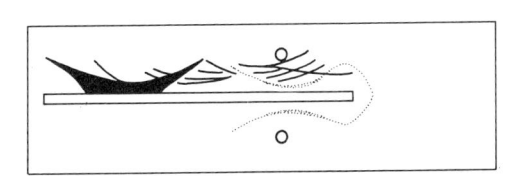

b. "Homologes Antigen"

Human-Serum
Anti-Human-Serum
Transferrin

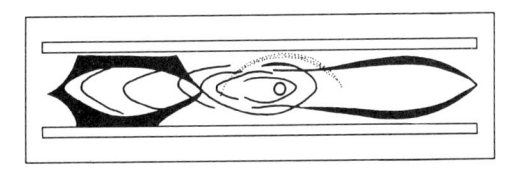

c. "Selektive Adsorption"

Anti-Human-Serum
Human-Serum
Anti-Human-Serum ohne
Anti-Transferrin

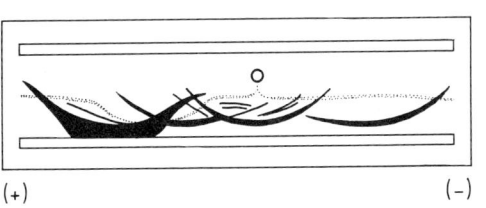

d. "OSSERMAN-Technik"

α_1-Antitrypsin
Human-Serum
Anti-Human-Serum

(+)   (−)

Abb. 9: Identifizierung von Präzipitatlinien in der Immunoelektrophorese: eine Auswahl verschiedener Prinzipien.

Aufgaben

a. Identifizierung von Transferrin durch das spezifische Antiserum

Objektträger nach Schema A. Durch Anbringen je einer Antiserum-Rinne zu beiden Seiten des elektrophoretisch aufgetrennten Serums entsteht die Möglichkeit, daraus ein spezifisches Protein durch sein spezifisches Antiserum zu identifizieren. In der einen Rinne wird daher Anti-Humanserum aufgetragen, in der anderen das spezifische Antiserum. Durch Einmündung der mit dem spezifischen Antiserum gebildeten Präzipitatlinie in einen bestimmten Präzipitatbogen auf der anderen Seite (Kreuzreaktion) gelingt es, die genaue Lage der gesuchten Linie im Banden-Spektrum des Gesamtserums zu ermitteln. (Abb. 9, a.)

b. Identifizierung von Transferrin durch das reine, homologe Antigen

Objektträger nach Schema B. Auch durch Verwendung eines reinen Antigens läßt sich die zugehörige Präzipitatlinie finden. Dies kann einmal durch den direkten Vergleich erfolgen, indem man in das eine Depotloch das Gesamtserum, in das andere das reine Protein füllt. Noch besser gelingt aber die Identifizierung mit der «Technik der zu kurzen Rinne». Hierbei wird die Antiserum-Rinne nur bis zur Höhe der gesuchten Präzipitatlinie geschnitten, so daß die zusammengehörenden Linien sich hinter der abgebrochenen Rinne treffen und kreuzreagieren können. (Abb. 9, b.)

c. Identifizierung von Transferrin durch selektive Adsorption

Objektträger nach Schema A. Versetzt man das Antiserum mit einem Überschuß an reinem Antigen, so führt dies zur selektiven Adsorption der dazu passenden Antikörper-Population und damit zu deren Eliminierung. Wird jetzt die Immunoelektrophorese mit einem derart vorbehandelten Antiserum ausgeführt, so fehlt in dem erhaltenen Bild die gesuchte Präzipitatlinie beim Vergleich mit dem unbehandelten Antiserum. (Abb. 9, c.)

d. Identifizierung von α_1-Anti-Trypsin nach der OSSERMAN-Technik

Objektträger nach Schema A. Auch hierfür ist es eine Voraussetzung, daß das reine Antigen zur Verfügung steht.

Läßt man aus zwei parallel angeordneten Rinnen Anti-Humanserum und α_1-Anti-Trypsin als reines Antigen aufeinander zu diffundieren, so erhält man eine gerade, ebenfalls parallele Präzipitationslinie, die ebenso lang ist wie die Rinnen. Trennt man jedoch zuvor zwischen beiden Rinnen Humanserum auf, so entwickelt sich zusätzlich das bekannte Immunoelektrophorese-Bild von Humanserum. Jetzt hat die gerade Präzipitationslinie jedoch an der Stelle, wo das α_1-Anti-Trypsin zu liegen kommt, eine charakteristische Ausbuchtung: das im Humanserum vorhandene α_1-Anti-Trypsin hat sich hinzu addiert. (Abb. 9, d.)

V. Zweidimensionale Immunoelektrophorese nach LAURELL

Mit der zweidimensionalen Immunoelektrophorese nach LAURELL (1) läßt sich das durch die herkömmliche Immunoelektrophorese erzielbare Auflösungsvermögen noch ganz erheblich steigern, indem auch in der zweiten Dimension statt des Diffusions- ein Elektrophorese-Schritt Anwendung findet. Die in der ersten Dimension bereits elektrophoretisch aufgetrennten Antigene werden in der zweiten Dimension in ein Antiserum-Gel hineinelektrophoriert, wobei es zur Ausbildung von über die gesamte Fläche verteilten Präzipitatbanden kommt. Selbst Antigene mit absolut identischer elektrophoretischer Beweglichkeit, aber heterogener Struktur, lassen sich hierbei noch einwandfrei unterscheiden, weil in diesem Falle die Präzipitatbögen zwar senkrecht übereinander stehen, sich aber getrennte Linien von unterschiedlicher Höhe ausbilden (s. Abb. 10).

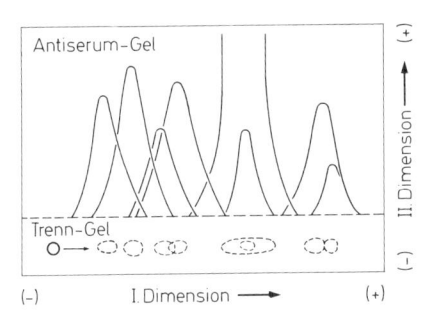

Abb. 10: Schematische Darstellung der zweidimensionalen Immunoelektrophorese nach LAURELL.
Nach elektrophoretischer Fraktionierung im Trenn-Gel (I. Dim.) werden die Antigene in ein Antiserum-Gel hineinelektrophoriert und präzipitiert (II. Dim.).

Da sich bei diesem Verfahren in einem Arbeitsgang bis zu 50 verschiedene Proteine getrennt beobachten lassen, dürfte die LAURELL-Immunoelektrophorese zu den Methoden gehören, die derzeit das größte analytische Auflösungsvermögen sehr heterogener Protein-Mischungen leisten.

Im folgenden Versuch soll ein sehr heterogenes Proteingemisch aus dem Inhalt des Kaumagens (Cardia) des Flußkrebses Astacus fluviatilis untersucht werden, welches u. a. viele Verdauungsenzyme enthält. Wenn man nach beendeter Elektrophorese zuerst mit einem chromogenen Substrat die tryptische Aktivität sichtbar macht, anschließend die Vielzahl der übrigen Proteine mit Amidoschwarz anfärbt, so treten die rötlichen Präzipitatlinien der multiplen Formen des Flußkrebs-Trypsins deutlich gegenüber dem blauen Hintergrund der übrigen Präzipitatlinien hervor (2).

Literatur

(1) LAURELL, A. B., Analyt. Biochem. 10, 358 (1965).
(2) LINKE, R., R. ZWILLING, D. HERBOLD u. G. PFLEIDERER, Z. Physiol. Chem. 350, 877 (1969).

Geräte und Reagenzien

Gleichstromgerät mit Elektrophorese-Kammer u. Kühlblock (BOSKAMP)
Kunststoffschablone mit Rand, 100 mm × 65 mm (innen)
Glasplatten, 99 mm × 64 mm
Rasierklinge (zum Entfernen des Gelüberschusses)
Kunststoffsteg zum Abdecken der II. Dimension (99 × 50 mm)
Lochstanze
Nivelliertisch
Magnetrührer (heizbar)
Wasserbad (45° C)
Eppendorf-Pipetten
Filterpapier

Cardia-Saft aus Astacus fluviatilis (Flußkrebs)
Anti-Cardia-Saft (A. fluv.) − Serum
Agarose
Veronal-Puffer, pH 8,6
Methanol-Eisessig (9 : 1)
Amidoschwarz
alle Reagenzien für den Trypsin-Nachweis mit den chromogenen Substraten BANA und APNE (s. Versuch II, B).

Ausführung

Zunächst sind folgende Lösungen und Konzentrationen anzusetzen:

Agarose: 0,8%ig und 1,6%ig in 0,015 M Veronal-Puffer, pH 8,6

Veronal-Puffer: 0,06 M, pH 8,6 (10,665 g Na-Barbital + 8,28 ml 0,1 N HCl ad 1000 ml aqua dest. auffüllen).

Antiserum-Konzentration: z. B. 1 ml in 20 ml Agarose = 5%iges Antiserum-Gel

Antigen-Konzentration: ca. 5−10µg/10µl im Depotloch auftragen.

Zur Beachtung: Die richtige Höhe der Präzipitatbögen muß durch Variation des Verhältnisses Antigen- : Antiserum-Konzentration herausgefunden werden.

Dr. med. H.-J. Warlo

Sodann ist wie folgt zu verfahren:

1. 0,8%ige und 1,6%ige Agarose auf einem heizbaren Magnetrührer verflüssigen: es darf nicht zu lange erhitzt werden!
Dann im Wasserbad bei 45° C flüssig halten.

2. Abdichten der Glasplatte gegen die Schablone mit 1,6%iger Agarose.

3. Gel-Überschuß mit der Rasierklinge sauber entfernen.

4. Gel-Streifen (1,5 cm breit) für die I. Dimension mit Hilfe des Abdeck-Steges ausgießen: ca. 2,5 ml der 0,8%igen Agarose. (S. Abb. 11)

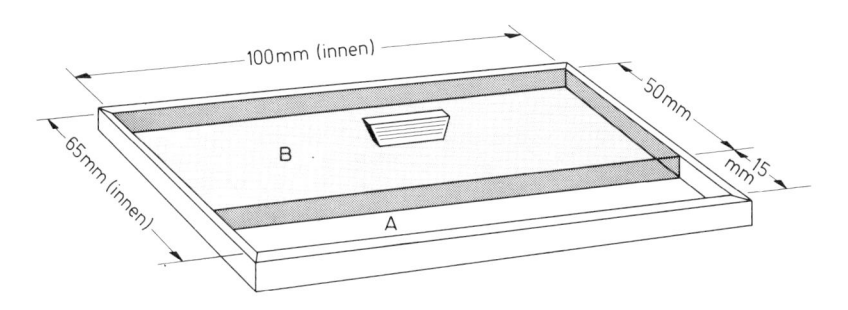

Abb. 11: Schablone zum Gießen der Agarose-Gele für die LAURELL-Immunoelektrophorese:
In einer Kunststoff-Schablone mit Rand (Innenmaß 65 × 100 mm) liegt eine dünne, gut passende Glasplatte (64 × 99 mm). Hierüber wird ein randhoher Kunststoff-Steg (B) so gedeckt, daß in den Raum A das Antikörper-freie Trenngel gegossen werden kann, der Raum B aber zunächst frei bleibt. Nach dem Elektrophorese-Lauf in der I. Dimension wird dann das Antikörper-haltige Gel in den Raum B gegossen und in der II. Dimension elektrophoriert.

5. Depotloch in den Gelstreifen als Startpunkt stanzen: z. B. ⌀ 3 mm für 10µl Antigenlösung.

6. Elektrodenpuffer in die beiden Elektroden-Kammern einfüllen: Veronal/HCl-Puffer, 0,06 M, pH 8,6.

7. Mit Elektrodenpuffer befeuchtete Filterpapierstreifen auf den Gel-Streifen auflegen und dadurch Kontakte zum Elektrodenpuffer herstellen.

8. Die Antigen-Lösung mit einer Micro-Pipette in das ausgestanzte Loch füllen.

9. Elektrophorese-Bedingungen:
      I. Dimension: 250 V, Laufzeit: 20–40 Min.
      II. Dimension: 100 V, Laufzeit: 12–16 Std. (über Nacht)
Es empfiehlt sich, bei 12-stündiger Laufzeit zwischendurch den Elektrodenpuffer zu wechseln.

10. Nach dem Lauf in der I. Dimension: Ausgießen des Antiserum/Agarose-Gemisches auf die noch freie Glasfläche, z. B. in folgendem Verhältnis:
   1 ml Antiserum (ergibt 5%iges Gel)
   9 ml Gel-Puffer, 0,015 M, pH 8,6
   10 ml Agarose, 1,6%ig, pH 8,6
   ―――――――――――
    20 ml, davon ca. 9,5 ml auf jede der ca. 50 × 100 mm großen, noch freien Glasflächen ausgießen. (s. Abb. 11)

11. Zu diesem Zweck werden alle 3 Komponenten getrennt auf 40–45° C im Wasserbad temperiert; erst kurz vor dem Ausgießen das Antiserum hinzufügen.

12. Das Ausgießen muß auf einem Nivelliertisch erfolgen.

13. Platten in der II. Dimension mit Papierstreifen (10 cm breit) als Kontakte versehen.

14. Bei 100 V (ca. 20 mA/Glasplatte) 12 bis max. 16 Std. laufen lassen.

15. Nach dem II. Lauf: Strom abstellen, Platte vorsichtig aus dem Kunststoffrahmen nehmen, unter Benutzung des in den Boden gebohrten Loches oder mit der Rasierklinge vom Rand her.

16. Überhängendes Gel mit der Klinge abschneiden und die Unterseite der Glasplatte säubern.

17. 24–48 Std. in eine 0,9%ige Kochsalzlösung eintauchen zum Auswaschen aller nicht-präzipierten Proteine. Vorsicht: das Gel kann in diesem Zustand leicht von der Glasplatte abrutschen!

18. Hiernach 2 Stunden in aqua dest. zum Auswaschen des Salzes wässern.

19. Mit faserfreiem, angefeuchtetem Filterpapier von passendem Format das Gel luftblasenfrei bedecken.

20. Bei 40° C im Trockenschrank trocknen.

21. Nachdem Filterpapier und Gel vollständig trocken sind, hebt sich das Filterpapier leicht ab. Am Gel anhaftende Papierfasern kurz ohne Kratzen mit Wasser abspülen.

22. Die Gele 5 Min. in 2%iger Essigsäure quellen lassen.

23. Die Gele in Amidoschwarz anfärben und entfärben. (s. Versuch II, A)

24. Da Enzyme auch im trockenen Gel zum Teil aktiv bleiben, stehen hierfür auch andere Nachweismethoden zur Verfügung. (s. Versuch II, B.).

Aufgabe

1. Untersuchung eines heterogenen Proteingemisches durch LAURELL-Immunoelektrophorese.

Antigene: Cardia-Saft aus Astacus fluviatilis.
Antiserum: Anti-Cardia-Saft (A. fluv.)-Serum vom Kaninchen.

Anfärbung der Präzipitatlinien:
a) mit Amidoschwarz
b) mit dem chromogenen Substrat APNE, zur Sichtbarmachung der multiplen Formen des Flußkrebs-Trypsins.

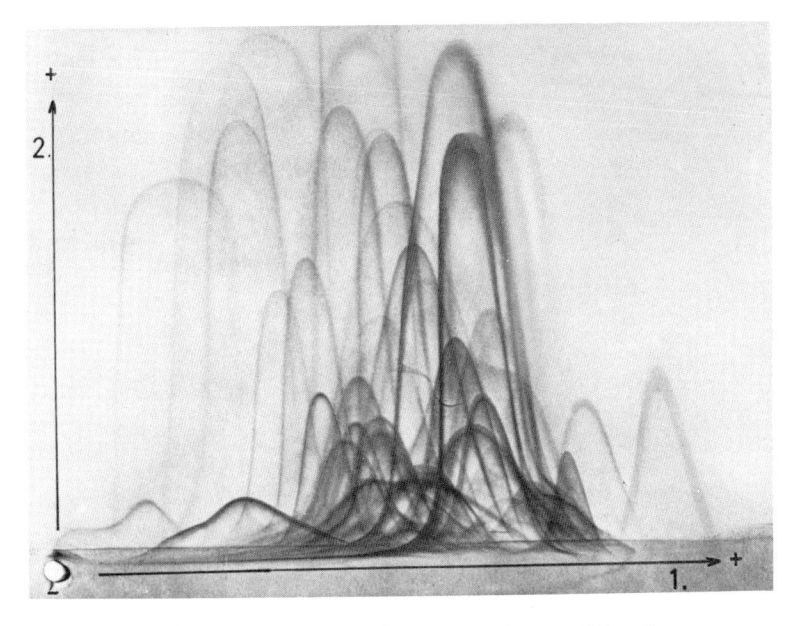

Abb. 12: Ergebnis einer zweidimensionalen LAURELL-Immunoelektrophorese.

Antigene: Cardia-Inhalt aus Astacus fluviatilis.
Antiserum: Anti-Cardia-Inhalt (A. fluv.) – Serum vom Kaninchen.
Anfärbung: Amidoschwarz

Zu den übrigen Elektrophoresebedingungen vgl. Text.

VI. Methoden zur quantitativen Bestimmung von Antigenen und Antikörper-Titern durch Immunopräzipitation

Immunologische Techniken bieten die Möglichkeit, sowohl geringste Proteinmengen (< 1 μg) wie auch Antikörper-Titer mit recht großer Genauigkeit quantitativ zu erfassen. Den hier gezeigten Verfahren ist gemeinsam, daß entweder das Antigen oder der Antikörper in ein Gel eingebettet und stationär gehalten wird und der andere Reaktionspartner (die zu bestimmende Komponente) in dieses Gel eindringt. Bei der **Radialen Immunodiffusion** nach MANCINI (1) geschieht dies durch eine einfache, radiale Diffusion, bei der **Elektro-Immunodiffusion** nach MERRILL (2) durch Elektrophorese (s. Abb. 13).

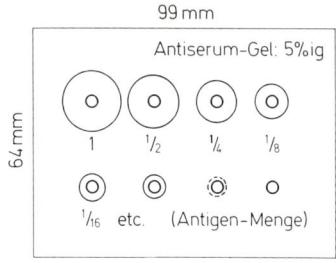

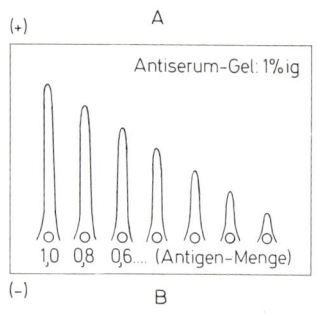

Abb. 13: A) Radiale Immunodiffusion nach MANCINI (1):
Bestimmung des Titers eines Antiserums.

B) Elektro-Immunodiffusion nach MERRILL (2):
Bestimmung einer unbekannten Antigen-Menge.

Die Volumina, bzw. bei konstanter Schichtdicke des Gels auch die Fläche der Präzipitate, stellen ein Maß für die Menge des mobilen Reaktionspartners dar: je größer z. B. die (mobile) Antigenmenge, desto größer die Präzipitationsfläche. Das heißt gleichzeitig: je geringer die Antikörper-Konzentration im Gel, desto größer wird die Präzipitationsfläche ebenfalls sein, weil sich der Antigen-Überschuß über einen weiteren Bereich verteilen muß, bis er eine zur Präzipitation ausreichende Menge von Antikörpern gefunden hat – und umgekehrt (s. Abb. 13).

Daraus folgt, daß man zur Erfassung kleinster Antigenmengen das Antiserum im Gel immer weiter verdünnen muß, um noch ausreichend große Präzipitationsflächen zu erhalten. Hierdurch stößt man zunächst an eine Nachweisgrenze im Bereich von 0,1 μg Antigen, weil die mit Amidoschwarz gefärbten Präzipitatlinien durch die Verdünnung dann zu schwach werden. Noch geringere Antigenmengen (im Nanogramm-Bereich) werden jedoch bei gleicher Methodik quantitativ erfaßbar, wenn die Empfindlichkeit des Nachweises von Immunpräzipitaten durch Autoradiographie, Fluoreszenzmarkierung oder Sichtbarmachung enzymatischer Aktivität durch chromogene Verfahren entsprechend gesteigert wird.

Bei der MANCINI-Technik gilt, daß die Grundfläche πR^2 des Präzipitat-Zylinders, wie er sich bei der radialen Diffusion eines Antigens in ein Antiserum-haltiges Gel entwickelt, direkt proportional ist der Menge Q_{Ag} des Antigens, sofern die Diffusion beendet ist (3).

Der Titer T ist definiert als die Menge Antigen Q_{Ag} (in mg), welche mit einem bekannten Antiserum-Volumen V_{As} (in ml) durch Präzipitatbildung im Gel reagiert:

$$T = \frac{Q_{Ag}}{V_{As}} \quad [\text{mg/ml}]$$

V_{As} läßt sich berechnen aus dem prozentualen Anteil P des Antiserums im Gel (= ml Antiserum in 100 ml Gel), sowie dem von der Präzipitat-Bildung erfaßten Gelvolumen V_G, welches die Form eines Hohlzylinders hat:

$$V_G = \pi \left(\frac{D^2}{4} - \frac{d^2}{4} \right) \cdot h \quad [\mu l]$$

Daher gilt: $\quad V_{As} = \dfrac{P \cdot V_G}{100} = \dfrac{P \cdot \pi \left(\dfrac{D^2}{4} - \dfrac{d^2}{4} \right) \cdot h \cdot 10^{-3}}{100} \quad [\text{ml}]$

Der Titer läßt sich dann berechnen nach:

$$T = \frac{Q_{Ag}}{V_{As}} = \frac{Q_{Ag} \cdot 10^5}{P \cdot \pi \left(\dfrac{D^2}{4} - \dfrac{d^2}{4} \right) \cdot h} \quad [\text{mg/ml}]$$

Hierbei ist definiert:

T = Titer eines Antiserums = mg gebundenes Antigen/ml Antiserum
Q_{Ag} = Antigenmenge (mg)
P = Antiserumanteil im Gel in Prozent (bei 5% im Gel z. B. 5 einsetzen).
D = Durchmesser des Präzipitatringes (mm).
d = Durchmesser des Depotloches (mm).
h = Höhe der Gelschicht (mm).

Nach Ausmessen von D kann der Titer berechnet werden, da alle übrigen Größen bekannt sind.

Bei der noch empfindlicheren Technik nach MERRILL reicht es aus, zur Auswertung die Höhe der entstehenden Präzipitations-peaks als Maß zu nehmen, um hierdurch zu einer Eichkurve zu gelangen.

Literatur

(1) MANCINI, G., A. O. CARBONARA und J. F. HEREMANS, Immunochemistry 2, 235 (1965).
(2) MERRILL, M., T. F. HARTLEY und H. N. CLAMAN, J. Lab. Clin. Med. 69, 151 (1967).
(3) BECKER, W., Immunochemistry 6, 539 (1969).

Geräte und Reagenzien

Alle für die LAURELL-Immunoelektrophorese erforderlichen Geräte und Reagenzien
Alle für Amidoschwarz-Färbung benötigten Reagenzien
LDH-1
Anti-LDH 1-Serum (monospezifisch)

Ausführung

A. Radiale Immunodiffusion nach MANCINI

1. Herstellung des Antiserum-Gels: 2 g Agarose werden in 100 ml Veronal/HCl-Puffer (0,025 M, pH 8,6) auf einem heizbaren Magnetrührer auf ca. 90° C erhitzt und unter Rühren gelöst. (Die angesetzte Menge reicht für ca. 15 Platten!).

2. In einem temperierten Wasserbad läßt man die Agarose auf genau 48° C abkühlen und mischt das kurz vorgewärmte Antiserum darunter. Benötigt wird ein 5%iges Antiserum-Gel: zu 95 ml Agarose-Lösung 5 ml Antiserum hinzugeben. (Nur die tatsächlich benötigte Menge ansetzen).

3. Glasplatten in die Kunststoffschablonen einlegen und mit Gel abdichten. Gel-Überschuß entfernen.

4. Genau 6,34 ml Antiserum-Gel auf die 64 × 99 mm großen Glasplatten ausgießen: die Schichthöhe ist dann 1 mm und h = 1.

5. In 2 Reihen (s. Abb. 13) Depotlöcher (⌀ 2 mm) ausstanzen und genau abgemessene Antigenmengen als Standard in gleichen Volumina (10µl) einfüllen, und zwar nach und nach, wie das Depotloch dies aufnehmen kann.

6. Bis zu 48 Stunden diffundieren lassen.

7. 1 Tag in physiologischer Kochsalzlösung; 1 Stunde in aqua dest.; trocknen unter Auflegen eines passend zugeschnittenen Filterpapierstreifens bei 40–60° C;

5 Min. in 2%iger Essigsäure quellen lassen; mit Amidoschwarz 10 Min. färben; mindestens 15 Min. entfärben.

8. Durchmesser D der Präzipitatringe ausmessen und nach

$$T = \frac{Q_{Ag} \cdot 10^5}{5 \cdot 3{,}14 \left(\frac{D^2}{4} - 1\right) \cdot 1} \qquad [\text{mg/ml}]$$

den Titer berechnen.

B. Elektro-Immunodiffusion nach MERRILL

1. Es wird verfahren wie bei der LAURELL-Immunoelektrophorese (s. Versuch V.), wobei aber die Elektrophorese in der 1. Dimension wegfällt und nur die in der 2. Dimension ausgeführt wird.

2. Eine 1%ige Antiserum-Agarose (9,5 ml pro Glasplatte) wird über die ganze Fläche ausgegossen, ohne daß am unteren Rand ein Antiserum-freier Streifen ausgespart bleibt. (Agarose 0,8%ig in 0,015 M Barbital-Puffer, pH 8,6).

3. Am unteren Rand werden 6 Stanzlöcher (∅ 2 mm) angebracht und jeweils 10 µl Antigenlösung mit genau bekanntem Antigengehalt aufgetragen.

4. Laufbedingungen der Elektrophorese: Elektroden-Puffer = 0,06 M Barbital-Puffer, pH 8,6; Spannung am Gerät: 100 V; Laufzeit: mindestens 10 Stunden, am besten über Nacht.

5. Färbung wie unter A, 7.

6. Auswertung: Eine unbekannte Protein-Menge kann entweder über eine Eichkurve bestimmt werden oder durch direkten Vergleich mit Standard-Konzentrationen, die auf der gleichen Platte mitlaufen. Als Maß nimmt man die Höhe des Präzipitationspeaks, welche gegen die bekannte Antigen-Menge aufgetragen wird.
Eine einmal aufgenommene Eichkurve gilt nur für das jeweils verwendte Antiserum unter Beibehaltung der gleichen technischen Bedingungen.

Aufgaben

1. Bestimmung eines Antiserum-Titers durch Radiale Immunodiffusion nach MANCINI.
Aufzutragende Mengen: 20/10/5/2,5/1,25/0,625 µg Antigen.
Aufstellung einer Eichgeraden: Ordinate: D^2; Abszisse: µg Antigen.

2. Protein-Bestimmung durch Elektro-Immunodiffusion nach MERRILL.
Aufzutragende Mengen: 2/1/0,5/0,25/0,125/0,0625 µg Antigen.

a) Aufstellung einer Eichgeraden: Ordinate: Höhe der Präzipitat-peaks; Abszisse: µg Antigen.

b) Bestimmung einer unbekannten Protein-Menge durch direkten Vergleich mit Standardproben auf derselben Platte.

VII. Isolierung der Immun-Globulin-Fraktion und von spezifischen Antikörper-Populationen aus einem Antiserum

Für verschiedene immunologische Fragestellungen (so auch für die folgenden Abschnitte VIII–XII) kann die Isolierung der Immun-Globulin-Fraktion oder einer spezifischen Antikörper-Population aus dem Antiserum eine Voraussetzung sein.

Die Isolierung der Immun-Globulin-Fraktion kann durch eine Ammoniumsulfat-Fällung, durch Gelfiltration oder durch eine Kombination beider Methoden erfolgen.

Hoch gereinigte, spezifische Antikörper-Populationen lassen sich durch die Methoden der Affinitäts-Chromatographie gewinnen, von denen hier die Immuno-Adsorption an Protein-Glas-Derivate behandelt wird.

A. Isolierung der Immun-Globulin-Fraktion durch Ammoniumsulfat-Fällung

Eine durch Ammoniumsulfat-Fällung isolierte Globulin-Fraktion enthält neben einer Vielzahl heterologer Antikörper auch noch zahlreiche andere Plasma-Proteine. Durch dieses einfache Verfahren läßt sich jedoch ein Teil der für manche Zwecke störenden Bestandteile, wie Albumin, Hemmstoffe, pro- und anti-complementäre Faktoren etc., entfernen und eine Konzentrierung und damit eine Erhöhung des Antikörper-Titers erzielen.

Geräte und Reagenzien

Becherglas, 50 ml
Meßzylinder, 100 ml
Zentrifugengläser, 50 ml
Magnetrührer
Teflon-Rührstab
pH-Meter

Antiserum vom Kaninchen
Gesättigte Ammoniumsulfat-Lösung
2 N NaOH
Bariumchlorid-Lösung, 1%ig
Physiologische Kochsalzlösung, mit NaOH auf pH 7,4 eingestellt

Ausführung

1. 10 ml Antiserum in ein 50 ml Becherglas geben und auf einen Magnetrührer stellen.

2. Unter beständigem Rühren zum Antiserum sehr langsam 6 ml gesättigte $(NH_4)_2SO_4$-Lösung aus einer Pipette zugeben. (Herstellung der gesättigten Ammoniumsulfat-Lösung: mische 200 g $(NH_4)_2SO_4$ in 200 ml aqua dest. bei 50° C und lasse auf Raumtemperatur abkühlen).

3. Den pH-Wert unter Rühren mit 2 N NaOH auf pH 7,4 einstellen.

4. Das Becherglas zudecken und 30 Min. bei Zimmertemperatur weiterrühren.

5. Den Inhalt des Becherglases 30 Min. bei 1000 g zentrifugieren.

6. Den Überstand dekantieren und für evtl. weitere Analysen aufbewahren.

7. Den Niederschlag in physiologische Kochsalzlösung aufnehmen und das Volumen auf 10 ml auffüllen.

8. Da der Niederschlag noch Albumin enthält, muß dieses durch zweimalige Wiederholung der Präzipitation entfernt werden: hierbei ist zu verfahren wie beim ersten Mal, es sind aber nur 5 ml gesättigte $(NH_4)_2SO_4$-Lösung langsam zu der auf 10 ml aufgefüllten Globin-Lösung zuzugeben.

9. Den letzten Niederschlag der Globulin-Fraktion wieder in 10 ml physiologischer Kochsalzlösung aufnehmen und bis zur Entfernung des Ammoniumsulfats im Kühlraum gegen die gepufferte NaCl-Lösung dialysieren.

10. Es ist so lange zu dialysieren, bis das Außenmedium Sulfat-negativ bleibt: zur Kontrolle vermischt man einige ml des Außen-Dialysats mit einem gleichen Volumen von 1%igem $BaCl_2$.

11. Nachdem das $(NH_4)_2SO_4$ restlos entfernt ist, den Inhalt des Dialyseschlauches bei 1000 g zentrifugieren, um einen möglicherweise vorhandenen Niederschlag zu entfernen.

12. Das Volumen des klaren Überstandes im Meßzylinder messen und die durch die Dialyse erfolgte Verdünnung berechnen.

13. Die Globulin-Lösung tief gefroren oder gefriergetrocknet aufbewahren.

Aufgabe

1. Isolierung der Immun-Globulin-Fraktion aus einem Antiserum durch Ammoniumsulfat-Fällung.

B. Isolierung der Immun-Globulin-Fraktion durch Gelfiltration

Alternativ kann die Immun-Globulin-Fraktion durch eine Gelfiltration isoliert werden. Während bei der Ammoniumsulfat-Fällung noch mit Verunreinigungen zu rechnen ist, die dabei ein ähnliches Löslichkeitsverhalten wie die Antikörper zeigen, lassen sich durch Gelfiltration diejenigen begleitenden Stoffe nicht entfernen, die ein ähnliches Molekulargewicht wie die Antikörper aufweisen.

Geräte und Reagenzien

Glassäule, 1,4 × 140 cm, mit Zubehör
Fraktionssammler mit Photozelle und Schreiber

Antiserum vom Kaninchen
Sephadex G-200
Glaswolle
Veronal-Puffer pH 8,0; 0,1 M, in physiol. Kochsalzlösg.

Ausführung

1. Sephadex G-200 in Veronal-Puffer, 0,1 M, pH 8, + physiol. Kochsalzlösung über Nacht quellen, sodaß sich ein Volumen von ca. 250 ml Sephadex-Gel ergibt. Säule füllen und an den Fraktionssammler anschließen.

2. 10 ml Antiserum werden gefriergetrocknet und zur Einengung in 3 ml physiol. Kochsalzlösung, pH 8, wieder gelöst.

3. Abzentrifugieren und den Überstand über die Sephadex G-200-Säule, 1,4 × 140 cm, gelfiltrieren. Die Säule wird mit Veronal-Puffer, pH 8; 0,1 M, in physiol. Kochsalzlösung eluiert.

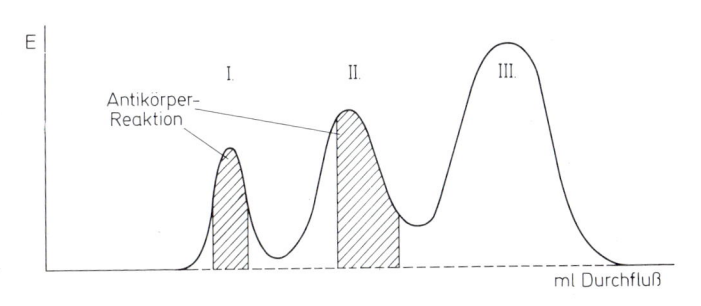

Abb. 14: Ergebnis einer Antiserum-Fraktionierung durch Gelfiltration über Sephadex G-200. Peak I: IgM, α-Macroglobuline u. a. Peak II: IgG, IgA u. a. Peak III: Albumin, $α_1$-Anti-Trypsin u. a.

4. Die Durchflußgeschwindigkeit ist auf ca. 20 ml/Stunde, der Tropfenzähler auf 40 Tropfen/Sammelgläschen (= ca. 2,5 ml/Fraktion) einzustellen).

5. Die Antikörper-haltigen Fraktionen lassen sich durch Trübungsmessung in kleinen Probemengen nach Präzipitation mit dem Antigen oder durch Immuno-Doppeldiffusion identifizieren.

C. Isolierung einer spezifischen Antikörper-Population durch Affinitäts-Chromatographie

Das Prinzip der Affinitäts-Chromatographie (1) beruht auf der Fähigkeit biologischer Makromoleküle, andere Substanzen mit großer Spezifität erkennen und mit ihnen reversible Komplexe bilden zu können. Beispiele hierfür sind die Komplexe zwischen Enzymen und ihren Substraten, Inhibitoren und Coenzymen, zwischen Rezeptorproteinen und Hormonen und auch zwischen Antigenen und Antikörpern. Auf all diesen und weiteren Gebieten läßt sich daher die Affinitäts-Chromatographie mit Erfolg anwenden, so daß die Gewinnung einer spezifischen Antikörper-Population durch Affinitäts-Chromatographie die praktische Anwendung eines allgemeinen biologischen Phänomens darstellt.

Während allen klassischen Reinigungsverfahren gemeinsam ist, daß sie auf die graduellen und oft nur geringen physiko-chemischen Unterschiede der zu trennenden Stoffe angewiesen sind, wird bei der Affinitäts-Chromatographie der gesuchte Reaktionspartner aufgrund seiner besonderen Affinität aus allen übrigen Verunreinigungen herausgefischt.

Die Affinitäts-Chromatographie liefert daher in nur einem Reinigungsschritt eine Fraktion von höchster Reinheit, während die sonst üblichen Reinigungsverfahren sich diesem Ergebnis – unter entsprechenden Verlusten bei der Ausbeute – erst nach mehreren Schritten zu nähern vermögen.

Zur praktischen Durchführung wird das reine Antigen («der Ligand») kovalent an einen wasserunlöslichen Träger gekuppelt. (Bindet man dagegen eine spezifische Antikörper-Population auf den Träger, so lassen sich umgekehrt reine Antigene, aber auch Zellen mit gemeinsamen Oberflächen-Antigenen gewinnen).

Man packt das Antigen-Träger-Material in eine Säule, leitet das verdünnte Antiserum darüber und wäscht die Säule von allen unspezifischen Verunreinigungen frei, wobei die gesuchte Antikörper-Population sich über Nebenvalenzbindungen am Liganden anlagert.

Diese Antikörper können dann in reiner Form durch eine Milieu-Änderung eluiert werden.

Für die Affinitäts-Chromatographie finden verschiedene Trägermaterialien Verwendung, u. a. Agarose, Cellulose, Dextran, in neuerer Zeit aber auch Protein-Glas-Derivate (2). Die Anforderungen, welche an den Träger zu stellen sind, wie
- ungehinderte Passage von Makromolekülen,
- gute Durchflußeigenschaften,
- keine unspezifische Adsorption,

– eine ausreichende Zahl aktivierbarer Gruppen zur kovalenten Kupplung des Liganden,
– chemische und mechanische Stabilität während der Kupplung, Komplexbildung und Elution

erfüllen diese Materialien in unterschiedlicher Weise, so daß zur Lösung eines bestimmten Problems in vielen Fällen zunächst das am besten geeignete Trägermaterial herausgefunden werden muß.

Das gleiche gilt für die Wahl geeigneter Kupplungsverfahren. Hier ist zusätzlich darauf zu achten, daß meist erst nach Einführung sogenannter «spacer-groups» zwischen Träger-Matrix und Ligand der notwendige Abstand für eine sterisch ungehinderte Anlagerung des affinen Partners geschaffen wird. Weitere Probleme können bei der Elution der komplex-gebundenen Substanz entstehen. In manchen Fällen gelingt eine Zerlegung des Komplexes überhaupt nicht mehr, in vielen Fällen ist eine Elution nur unter denaturierenden Bedingungen möglich. Als Milieuänderungen zur Elution der gesuchten Substanz kommen infrage

– extreme pH-Änderungen, z. B. Senkung auf Werte unter pH 3,
– hohe Salzkonzentrationen, z. B. von $MgCl_2$,
– hohe Konzentrationen von Denaturierungsmitteln, wie Harnstoff, Guanidin-HCl,
– eine Verdrängungsreaktion mit dem zugehörigen affinen Partner, wie Antigen oder Antikörper.

Die beiden letzten Möglichkeiten scheiden für unsere Zwecke von vornherein aus, da wir eine native und antigen-freie Antikörper-Population benötigen. Für die schonende und wirksame Zerlegung des Antigen-Antikörper-Komplexes hat sich bei der Affinitäts-Chromatographie dagegen eine 3 M Natriumthiocyanat-Lösung bewährt (2).

Man muß sich vor Augen halten, daß die über Affinitäts-Chromatographie gewonnene Antikörper-Population unter Umständen eine andere Zusammensetzung hat als die ursprünglich im Antiserum vorhandene Population. Die Gründe hierfür können in der räumlichen Orientierung des Liganden an der Träger-Matrix liegen, welche von vornherein bestimmte antigene Determinanten unzugänglich macht, sowie in dem Umstand, daß gerade die Antikörper mit der größten Affinität u. U. nicht wieder eluiert werden können.

Im nachstehenden Versuch wird eine spezifische Antikörper-Fraktion gegen Rinder-Trypsin gewonnen, um für die Versuche VIII, IX und XI zur Verfügung zu stehen. Ehe hierfür Rinder-Trypsin als Ligand auf poröses Aminopropyl-Glas aufgebracht werden kann, muß eine Inaktivierung des Trypsins durch Reaktion mit dem synthetischen Hemmstoff Phenylmethyl-sulfonsäurefluorid (PMSF) erfolgen. Dies beeinträchtigt die antigenen Eigenschaften von Rindertrypsin nicht, ist aber aus anderen Gründen unbedingt erforderlich: ohne die Blockierung der enzymatischen Wirkgruppe würden vor allem die natürlichen Trypsin-Hemmstoffe im Serum (α_1-Anti-Trypsin, α_2-Makroglobulin) am Liganden angelagert, und weiterhin wird durch die Trypsin-Inaktivierung sowohl ein autokatalytischer Abbau des Trypsins als auch ein enzymatischer Angriff auf die Antikörper vermieden.

Die Kupplung des Liganden PMSF-Trypsin an «Controlled-pore glass» (CPG) erfolgt dann in 3 Schritten (s. Reaktionsschema in Abb. 15): Zunächst erhält man nach Reaktion von Triäthoxysilyl-propylamin mit CPG ein Aminopropyl-Glas (I). Mit dem bifunktionellen Reagenz Glutaraldehyd wird sodann das Aminopropyl-Glas aktiviert, wobei eine Azomethin-Bindung (Schiff'sche Base) entsteht (II). An die freie Aldehyd-Gruppe kann schließlich das Protein über eine Aminogruppe, ebenfalls unter Bildung einer Schiff'schen Base, gekuppelt werden (III).

Literatur

(1) COLOWICK, S. P. und N. O. KAPLAN (Eds.), Methods in Enzymology, Vol. XXXIV, Affinity Techniques, Academic Press, New York u. London (1974).
(2) JUNGFER, H., Immunoadsorption mit Protein-Glas-Derivaten, Ärztl. Lab. **21**, 80–83 (1975).

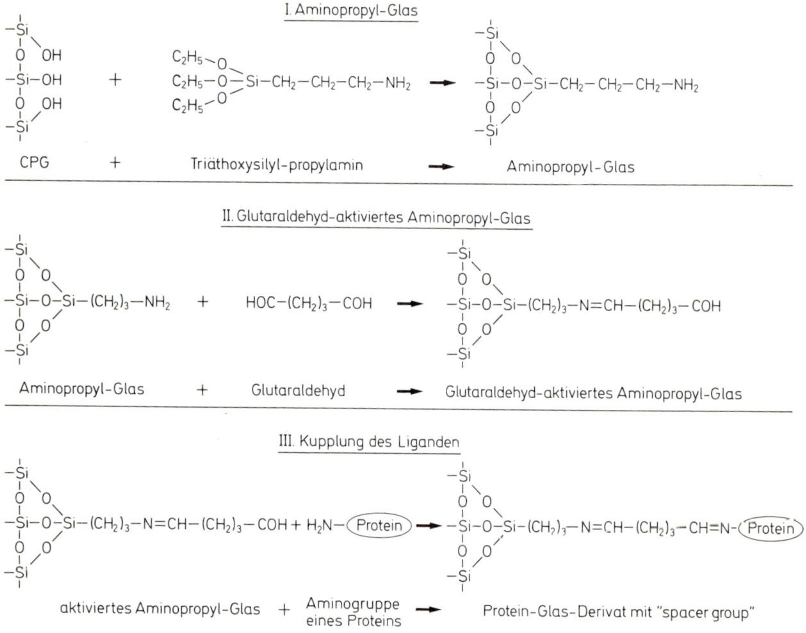

I. Aminopropyl-Glas

$$\text{CPG} + \text{Triäthoxysilyl-propylamin} \longrightarrow \text{Aminopropyl-Glas}$$

II. Glutaraldehyd-aktiviertes Aminopropyl-Glas

$$\text{Aminopropyl-Glas} + \text{Glutaraldehyd} \longrightarrow \text{Glutaraldehyd-aktiviertes Aminopropyl-Glas}$$

III. Kupplung des Liganden

$$\text{aktiviertes Aminopropyl-Glas} + \text{Aminogruppe eines Proteins} \longrightarrow \text{Protein-Glas-Derivat mit "spacer group"}$$

Abb. 15: Reaktions-Schema zur Herstellung eines Protein-Glas-Derivates

Geräte und Reagenzien

Glassäule, 1 × 20 cm, mit Zubehör
Fraktionssammler mit Photozelle und Schreiber

Rinder-Trypsin
Anti-PMSF-Rinder-Trypsin-Serum
Poröses Glas (CPG-10, 2000 Å, 80–100 mesh)
Glutaraldehyd
Äthanolamin-HCl
3-(Triäthoxysilyl)-propylamin
2,4,6-Trinitrobenzolsulfonsäure · 3 H_2O (TNBS)
Salpetersäure, 5%ig
Phenylmethylsulfonsäurefluorid (PMSF)
Natriumthiocyanat, NaSCN
Iso-Propanol
Sephadex G-25

Ausführung

Aminopropyl-Glas

1. 5 g poröses Glas (CPG, wie oben) in aqua dest. suspendieren.

2. Durch Kochen in 5%iger Salpetersäure reinigen.

3. Die Säure mit aqua dest. auswaschen.

4. Die vorbehandelten 5 g CPG mit 100 ml einer 10%igen wäßrigen Lösung von 3-(Triäthoxysilyl)-propylamin versetzen.

5. Den pH-Wert mit 6 n HCl auf 3,5 einstellen.

6. Die Suspension 90 Min. im Wasserbad bei 70° C rühren (Kein Magnetrührer!).

7. Das Glasderivat mit aqua dest. so lange waschen, bis die Prüfung auf Amine mit Trinitrobenzolsulfonsäure (TNBS) im Waschwasser negativ bleibt (zur Ausführung s. am Schluß dieser Vorschrift).

8. Zur Trocknung 12 Std. bei 110° C in einen Trockenschrank stellen.

Kupplung des Liganden

9. 100 ml einer 5%igen Lösung von Glutaraldehyd in 0,3 M Phosphat-Puffer, pH 7, herstellen und darin das zuvor erhaltene Aminopropyl-Glas suspendieren.

10. Suspension 60 Min. bei 56° C rühren.

11. Das nicht gebundene Aldehyd mit 0,1 M Phosphat-Puffer, pH 7, auswaschen.

12. 100 mg PMSF-Trypsin (zu dessen Herstellung s. am Schluß dieser Vorschrift) in 20 ml 0,1 M Phosphat-Puffer, pH 7, lösen und das Glas-Sediment (ca. 5 g) hinzugeben.

13. 4 Stunden bei Raumtemperatur inkubieren.

14. Die überschüssigen Aldehydgruppen werden durch Zugabe von 20 ml einer 1%igen Äthanolamin-HCl-Lösung in 0,5 M Phosphat-Puffer, pH 7, blokkiert.

15. Das Protein-Glas-Derivat waschen mit 0,1 M Phosphat-Puffer, pH 7, in welchem 0,5 M NaCl gelöst sind.

16. Waschen mit einer 3 M NaSCN-Lösung.

17. Waschen mit physiologischer Kochsalzlösung.

18. Die proteinhaltigen Waschflüssigkeiten werden gepoolt und über Nacht gegen 0,1 M Phosphat-Puffer, pH 7, dialysiert. (Außenmedium mehrfach wechseln!).

19. Nach Einengung durch Gefriertrocknung den Proteingehalt in den Waschflüssigkeiten bestimmen. Die Effektivität der Protein-Kupplung aus der Differenz zwischen ursprünglicher Protein-Einwaage und dem Gehalt in den Waschflüssigkeiten berechnen.

20. Alternativ oder zugleich eine kleine Probemenge des Protein-Glas-Derivates einer Totalhydrolyse unterwerfen (16 Std. bei 110° C in 6 n HCl im zugeschmolzenen Glasröhrchen erhitzen) und aufgrund einer anschließenden TNBS-Reaktion, nach Vergleich mit einem Standard, die gekuppelte Protein-Menge berechnen.

Immunoadsorption

21. Ca. 5 g PMSF-Trypsin-CPG in eine Glassäule, 1 × 20 cm, packen.

22. Säule an einen registrierenden Fraktionssammler anschließen.

23. 10 ml Anti-PMSF-Trypsin-Serum mit 0,1 M Phosphat-Puffer, pH 7, + 0,5 M NaCl auf 20 ml verdünnen und sehr langsam durch die Säule tropfen lassen.

24. Säule so lange mit 0,1 M Phosphat-Puffer, pH 7, + 0,5 M NaCl nachwaschen, bis die Extinktion (E_{280}) im Ausfluß unter 0,010 abgesunken ist.

25. Den proteinhaltigen Durchlauf sammeln und nach Gefriertrocknung auf das Ausgangsvolumen des Antiserums von 10 ml bringen.

26. Diesen proteinhaltigen Durchlauf (Kontrolle: unbehandeltes Anti-PMFS-Trypsin-Serum) durch Immuno-Doppeldiffusion daraufhin prüfen, ob die spezifische Anti-PMSF-Trypsin-Population quantitativ entfernt wurde.

Elution der Antikörper

27. Die an den Liganden (PMSF-Trypsin) gebundenen Antikörper werden mit 15 ml einer 3 M NASCN-Lösung eluiert, wobei das Eluat direkt in 15 ml 0,1 M Phosphat-Puffer, pH 7, aufgefangen wird.

28. Die Entfernung des Elutionsmittels erfolgt nach Gefriertrocknung durch Gelfiltration über Sephadex G-25 mit 0,1 M Phosphat-Puffer, pH 7, + physiologische Kochsalzlösung.

29. Das Ausgangsvolumen von 10 ml wird durch Zusatz von Phosphat-Puffer, pH 7, + physiol. Kochsalzlösung wieder hergestellt.

30. Bestimme den Antikörper-Titer nach MANCINI:
a) in dem verwendeten, aber unbehandelten Anti-PMSF-Trypsin-Serum.
b) im proteinhaltigen Durchlauf (s. Punkt 25).
c) in der eluierten Antikörper-Fraktion (s. Punkt 29).

Herstellung von PMSF-Trypsin

100 mg Rinder-Trypsin in 80 ml Tris-Puffer (0,1 M, pH 8) + 0,05 M $CaCl_2$ lösen.

175 mg PMSF in 20 ml Iso-Propanol lösen und *tropfenweise* unter Rühren der Trypsin-Lösung zusetzen.

4 Stunden stehen lassen, gefriertrocknen, und über eine Gelfiltration (Sephadex G-15) den PMSF-Überschuß entfernen.

Die Trypsin-Fraktion gefriertrocknen.

Nachweis von Aminogruppen mit TNBS

Mit TNBS wird die Zahl freier Aminogruppen bestimmt. Die Beziehung zwischen Absorption und Konzentration ist bis zu 1 mg/ml linear. Zu 1 ml Proteinlösung (0,6–1 mg/ml) wird 1 ml 4%ige $NaHCO_3$-Lösung, pH 8,5, und 1 ml 0,1%ige TNBS-Lösung zugegeben. 2 Stunden bei 40° C reagieren lassen. Die Messung erfolgt bei 335 nm gegen einen Blindwert gleicher Zusammensetzung, in welchem lediglich die Proteinlösung durch aqua dest. ersetzt wurde.

Es ist eine Eichkurve mit den Mengen 0,2/0,4/0,6/0,8 und 1 mg/ml aufzustellen und hiernach die unbekannte Menge zu bestimmen.

Aufgabe

1. Isolierung einer Anti-PMSF-Trypsin-spezifischen Antikörper-Population durch Immunoadsorption nach Vorschrift.

VIII. Unterschiedliche sterische Hemmung enzymatischer Aktivität durch die Antigen-Antikörper-Reaktion in Abhängigkeit von der Substratgröße

Die Reaktion eines Antikörpers mit einem katalytisch aktiven Protein bedeutet nicht, daß damit notwendigerweise dessen biologische Aktivität blockiert ist. Der Antikörper ist gegen «antigene Determinanten» auf der Oberfläche eines Proteins gerichtet, welche mit der Substrat-Anlagerungsstelle oder dem aktiven Zentrum eines Enzyms ganz oder teilweise zusammenfallen können – aber nicht müssen.

Eine beobachtete Hemmung der Enzymaktivität durch eine Antikörper-Reaktion ist in der Regel auf eine sterische Behinderung der Substrat-Anlagerung und -Umsetzung durch das relativ große Antikörper-Molekül zurückzuführen. Daher werden kleinere Substrate oft noch umgesetzt, wenn die Aktivität gegen größere Substrate bereits gehemmt ist.

Aus diesem Grunde soll im folgenden Versuch die Hemmung der Trypsin-Aktivität sowohl mit dem synthetischen Substrat N^α-Benzoyl-L-Arginin-äthylester (BAEE, Mol.-Gew. = 343) wie mit dem natürlichen Substrat Casein (Mol.-Gew. = > 60 000) quantitativ gemessen werden.

Bei der Verwendung von Trypsin in diesem Versuch ist jedoch zu beachten, daß normales Serum bereits eine erhebliche Hemmkapazität gegen Trypsin besitzt, welche hauptsächlich auf die α_1-Anti-Trypsin- und die α_2-Makro-Globulin-Fraktion zurückzuführen ist (dies sind keine Antikörper).

Daher ist es notwendig, mindestens die γ-Globulin-Fraktion aus dem Antiserum zu isolieren, möglichst aber mit einer durch Immunoadsorption erhaltenen Trypsin-spezifischen Antikörper-Population zu arbeiten (s. Anleitung in Kap. VII).

Literatur

CINADER, B., in «Proceedings of the 2nd Meeting of the Federation of European Biochemical Societies«, Wien, Bd. 1: Antibodies to Biologically Active Molecules, Pergamon-Press, Oxford (1967).
ARNON, R. und B. SCHECHTER, Immunochemistry, 3, 451 (1966).

Geräte und Reagenzien

Ausrüstung und Reagenzien zur Messung proteolytischer Aktivität mit BAEE und Casein (s. Anhang).
Ausrüstung und Reagenzien zur Isolierung der Globulin-Fraktion oder Ausführung einer Immunoadsorption (s. Kap. VII), bzw. 2 ml der isolierten Anti-Trypsin-Fraktion.
Spektralphotometer
Photometer Eppendorf, mit Filter 436 nm

2 Quarzküvetten
2 Glasküvetten
Rinder-Trypsin
Anti-Rindertrypsin-Serum

Ausführung und Aufgaben

Voraussetzung für die nachfolgenden Versuche ist, daß die γ-Globulin-Fraktion aus Anti-Rindertrypsin-Serum isoliert wurde oder daß eine durch Immunoadsorption erhaltene Antikörper-Fraktion zur Verfügung steht. Es werden ca. 2 ml der einen oder anderen Fraktion benötigt. Wie dies nämlich auch das Ergebnis der folgenden Aufgabe 1 demonstriert, läßt sich durch die starke Überlagerung durch die bereits erwähnten Trypsin-Inhibitoren des Serums nur schwer zwischen der Hemmwirkung eines Normal-Serums und der eines Anti-Trypsin-Serums unterscheiden. Zur Messung von Trypsin-Aktivität mit BAEE oder Casein als Substrat: s. Anhang, zur Isolierung einer Antikörper-Fraktion: s. Kap. VII, zur Bestimmung des Äquivalenz-Bereiches: s. Kap. I).

1. Miß die prozentuale Hemmung von 50 µg Rinder-Trypsin durch
   a) normales Vollserum (Kaninchen)
   b) Anti-Rindertrypsin-Serum (Kaninchen),
mit dem Substrat BAEE.
Meßpunkte: 0,05/0,10/0,20/0,50 und 0,90 ml aus einer 1 : 4 Verdünnung sowohl des Normalserums wie des Antiserums.
Ergänze alle Inkubations-Ansätze auf ein Endvolumen von 1 ml durch Pufferzugabe und inkubiere 15 Min. bei Zimmertemperatur.
Zeichne die Ergebnisse:
Ordinate: % Hemmung
Abszisse: ml Serum, bzw. Antiserum pro 50 µg Trypsin.
Wie unterscheidet sich die Hemmkapazität eines Normalserums von der eines Anti-Trypsin-Serums?

2. Ermittle als Vorarbeit für die nachfolgende Aufgabe den Äquivalenzpunkt auf der quantitativen Präzipitationskurve unter Verwendung der isolierten Antikörper-Fraktion.
Die Messungen erfolgen in der Glasküvette (0,5 ml Volumen) bei 436 nm im Photometer Eppendorf.
Reaktionsvolumen: 0,4 ml = 0,2 ml Antikörper-Fraktion + 0,2 ml Antigenverdünnung in physiologischer Kochsalzlösung. Arbeite dabei mit folgenden Antigen-Verdünnungen: 25, 50, 100, 150, 200 und 400 µg Trypsin/ml. Bei Zimmertemperatur 15 Min. inkubieren und die Extinktion gegen den Blindwert messen.
Zeichne die Ergebnisse:
Ordinate: Extinktion bei 436 nm
Abszisse: Antigen-Konzentration.
Weshalb empfiehlt es sich, vor Durchführung des Versuchs in Aufgabe 3. über

die für eine maximale Präzipitation erforderliche Antigen-Menge orientiert zu sein?

3. Die nachfolgenden Messungen erfolgen mit dem im Äquivalenz-Bereich vorgefundenen Verhältnis von Antigen : Antikörper (angegeben in µg Trypsin/ml Antikörper-Fraktion).

Es ist die prozentuale Hemmung der Trypsin-Aktivität durch die isolierte Antikörper-Fraktion bei Verwendung der Substrate BAEE (10 µg Trypsin einsetzen) und Casein (5 µg Trypsin einsetzen) zu ermitteln.

IX. Haptene: Herstellung wasserlöslicher Dinitrophenyl-Proteine und Untersuchungen zur Hapten-Wirkung

Die Arbeiten von Karl LANDSTEINER haben bereits frühzeitig demonstriert, daß die Spezifität von Antikörpern oft so groß ist, daß künstlich in ein Proteinmolekül eingeführte, recht kleine Gruppen erkannt werden und die Produktion spezifisch hiergegen gerichteter Antikörper stimulieren.

Derartige Gruppen oder Substanzen, die mit einem Trägerprotein konjugiert, dessen Spezifität als Antigen verändern, für sich alleine aber nicht immunogen sind, nennt man Haptene. Im freien Zustand binden Haptene zwar gegen sich gerichtete Antikörper, vermögen jedoch keine Präzipitate zu bilden.

Konjugiert man ein Hapten mit einem Trägerprotein und immunisiert hiergegen, so kann man im Prinzip folgende verschiedene Antikörperpopulationen im Antiserum unterschieden:

a) Antikörper gegen determinante Gruppen des ursprünglichen Proteins.
b) Antikörper gegen die neu eingeführte Haptengruppe alleine.
c) Antikörper gegen die Haptengruppe und die umgebende Proteinoberfläche zugleich.
d) Antikörper gegen Oberflächen-Modifikationen des Proteins, die entweder durch die Gegenwart des Haptens bedingt sind oder von Nebenreaktionen beim Kuppeln herrühren.

Nach Einführung von Hapten-Gruppen werden auch körpereigene Proteine immunogen.

Die Hapten-Forschung lieferte wichtige Erkenntnisse zum Verständnis des Begriffs «antigene Determinante», indem es die systematische Veränderung der Oberflächenstruktur eines Moleküls erlaubte, die Beiträge bestimmter Strukturelemente zur Antigen-Spezifität zu ermitteln.

In der nachstehenden Aufgabe werden Dinitrophenylgruppen in Rinderserumalbumin oder Ovalbumin eingeführt, welche unter den gewählten Bedingungen fast ausschließlich mit den freien ε-Aminogruppen der Lysinreste reagieren, und die dadurch hervorgerufenen Änderungen immunologisch studiert.

Literatur

K. LANDSTEINER, The specificity of serological reactions. Harvard University Press, Cambridge, Mass. (1945).

Geräte und Reagenzien

Glassäule, ca. 2 × 100 cm
Spektralphotometer

pH-Meter
Magnetrührer

Rinderserumalbumin
Ovalbumin
Anti-Rinderserumalbumin-Serum
Dinitrophenylsulfat, Na-Salz (DNPS)
Di-DNP-Lysin
Mono-DNP-Lysin
Ammoniumbicarbonat-Puffer (0,05 M, pH 8,0)
Sephadex G 25
Kaliumcarbonat, K_2CO_3
Bariumchlorid, $BaCl_2$
Physiologische Kochsalzlösung, pH 7,4

Ausführung und Aufgaben

1. Dinitrophenylierung von Rinderserumalbumin oder Ovalbumin:

   1) 50 mg Rinderserumalbumin (oder Ovalbumin),
      50 mg K_2CO_3 und
      50 mg DNPS werden in 25 ml aqua dest. gelöst.
   2) Die Lösung im Dunkeln ca. 30 h bei 37° C rühren.
   3) Fällung des Reaktionsproduktes mit 25 ml gesättigter $(NH_4)_2SO_4$-Lösung (alternativ: den Reagenzienüberschuß durch Gelfiltration über Sephadex G 25 (0,05 M NH_4HCO_3-Puffer) entfernen).
   4) 20 min in der Tischzentrifuge zentrifugieren.
   5) Mehrmals den Niederschlag mit **halb**gesättigter $(NH_4)_2SO_4$-Lösung waschen bis der Überstand völlig farblos ist.
   6) Der gewaschene Niederschlag wird in 10 ml 0,01 M NH_4HCO_3 aufgenommen und gegen dieselbe Lösung dialysiert, bis das Außenmedium sulfat-negativ bleibt (Nachweis mit 1%-iger $BaCl_2$-Lösung).
   7) Proteinlösung gefriertrocknen.

2. Berechnung der Zahl der potentiell als Hapten wirkenden antigenen DNP-Gruppen pro Proteinmolekül (N):

   1 mg DNP-Protein wird in 10 ml 0,1 N NaOH gelöst und die Extinktion dieser Lösung bei 360 nm in einer 1-cm-Glasküvette gemessen. Unter diesen Bedingungen beträgt der molare Extinktionskoeffizient von DNP-Lysin E = 17 530 (l/mol).

Zur Berechnung:

(I) $$N = \frac{M_{Lys} - DNP}{M_{Protein}}$$

(II) $$M_{DNP\text{-}Lys} = \frac{E_{360}}{17530}$$

(III) $$M_{Protein} = \frac{m_{Einwaage}\,(g)}{MW_{DNP\text{-}Prot.} \times V}$$

(IV) $$MW_{DNP\text{-}Prot.} = MW_{Prot.} + N \times MW_{DNP}$$

Aus den vier vorstehenden Gleichungen ergibt sich:

$$N = \frac{E_{360} \times V \times MW_{Prot.}}{(17530 \times m_{Einwaage}) - (E_{360} \times V \times MW_{DNP})}$$

Für den Praktikumsversuch gilt:
E_{360} = gemessener Wert
V = Volumen der photometrisch bestimmten DNP-Protein-Lösung
  = 10 ml = 0,01 l
$MW_{Prot.}$ = 68 000 (Rinderserumalbumin), 45 000 (Ovalbumin) g/mol
MW_{DNP} = 166 g/mol
$m_{Einwaage}$ = 1 mg = 0,001 g

Damit ergibt sich:

$$N = \frac{E_{360} \times 0{,}01 \times 68\,000 \text{ (bzw. } 45\,000)}{(17530 \times 0{,}001) - (E_{360} \times 0{,}01 \times 166)}$$

3. Untersuchung von DNP-Haptenen im Ring-Test:

Der Ring- oder Interfacial-Test ist eine einfache Methode, um innerhalb von Minuten Immunpräzipitate nachzuweisen. Dieser Test, welcher nur qualitative Ergebnisse liefert, soll hier angewandt werden, um einen ersten Überblick über die Wirkung von DNP-Haptenen in homologen und heterologen Immunsystemen zu erhalten. Antigen und Antikörper können in μg-Mengen nachgewiesen werden. Es empfiehlt sich, in jedem Falle die Antiseren vorher durch Zentrifugation (60 000 g, 30 min) zu klären und als Kontrolle ein Normalserum zu verwenden, um nicht-spezifische Trübungen zu erkennen.

1) Acht enge Reagenzgläser in einen Ständer stellen und beschriften.
2) Zuerst die Antiseren, bzw. das Kontroll-Serum entsprechend dem folgenden Schema so in die Gläschen füllen, daß diese einige mm hoch mit Serum gefüllt sind. (Für verschiedene Lösungen müssen verschiedene Pipetten benutzt werden!):

	1	2	3	4	5	6	7	8
Antigen	DNP–BSA*	BSA	DNP-Ovalbumin	DNP-BSA	DNP-Ovalbumin	Ovalbumin	DNP-Ovalbumin	di-DNP-Lysin
Antiserum	Anti-DNP-BSA	Anti-DNP-BSA	Anti-DNP-BSA	Anti-BSA	Anti-BSA	Anti-DNP-BSA	Normalserum	Anti-DNP-BSA

* BSA = Bovine serum albumin

3) Jedes Antiserum wird mit der jeweils angegebenen Antigenlösung (50 µg/ml) sehr sorgfältig überschichtet: um eine Vermischung an der Zwischenschicht zu vermeiden, hält man das Reagenzglas leicht schräg und führt die Antigenlösung entlang der Glaswand nahe der Oberfläche des Serums ein, wobei 2–3 mm Überstandshöhe ausreichend sind. Eine etwa zu geringe Dichte des Antiserums (z. B. einer isolierten Antikörperfraktion) läßt sich durch Zugabe von Normalserum oder 0,05% Gelatine ausgleichen.
Eine positive Reaktion sollte innerhalb weniger Minuten sichtbar werden. Sie läßt sich am besten beobachten, wenn man die Gläser vor ein Licht hält.

Beschreibe die Beobachtungen beim Ringtest:
a) Welche Aussagen erlauben die Ansätze 1–8?
b) Vermerke zu jedem der Ansätze 1–8 ob eine positive oder eine negative Reaktion erfolgte.
c) Wie lassen sich die Beobachtungen interpretieren?
d) In welchen der Ansätze 1–8 finden sich homologe, in welchen heterologe Immunsysteme?

4. Überprüfe und erweitere die in Aufgabe 3 gemachten Beobachtungen durch Doppeldiffusions-Versuche nach dem Schema in Abb. 16:

5. Nachweis der Bindung von Di-DNP-Lysin durch DNP-spezifische Antikörper:
Obwohl das Ergebnis von Versuch 4, Ansatz 8 zeigte, daß mit Di-DNP-Lysin keine Präzipitat-Bildung zu beobachten ist, läßt sich mit folgendem Versuch spektrophotometrisch dennoch zeigen, daß selbst diese sehr kleine Substanz von DPN-spezifischen Antikörpern gebunden wird.

Es werden folgende Ansätze hergestellt:
a) 1 ml Anti-BSA-Serum
b) 1 ml Anti-DNP-BSA-Serum
c) 1 ml Anti-BSA-Serum + Di-DNP-Lysin (200 µg in 200 µl)
d) 1 ml Anti-DNP-BSA-Serum + Di-DNP-Lysin (200 µg in 200 µl).
Die Ansätze a)–d) werden mit je 1 ml gesättigter Ammoniumsulfat-Lösung

mehrmals gefällt und zwischendurch mit physiologischer Kochsalzlösung gewaschen.

Das letzte Präzipitat wird wieder in 1 ml physiologischer Kochsalzlösung oder einer anderen geeigneten Verdünnung aufgenommen und die Extinktion bei 360 nm wie folgt gemessen:
$E_c - E_a = \Delta E_I$ (Blindwert)
$E_d - E_b = \Delta E_{II}$ (Meßwert)
Der Meßwert ΔE_{II} ergibt im Vergleich zum Blindwert ΔE_I eine um ein Vielfaches höhere Extinktion. Dies kann aufgrund der Versuchsanlage nur von Antikörper-gebundenem Di-DNP-Lysin herrühren.

Frage: Wie läßt es sich erklären, daß Versuch 5 beweist, daß Di-DNP-Lysin vom Antikörper gebunden wird, daß aber Versuch 4, Ansatz 8 zeigte, daß diese Reaktion keine Präzipitate bildet?

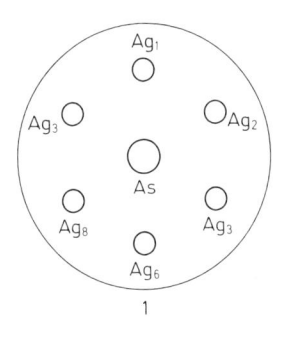

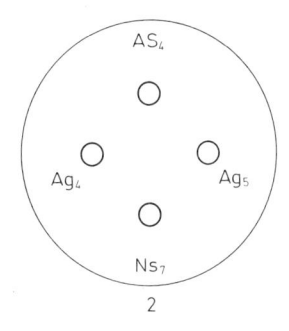

1) OUCHTERLONY-Platte
AS: Anti-DNP-Rinderserumalbumin

Ag: 1, 2, 3, 6, 8: Antigenlösungen (50 µg/20 µl)

2) OUCHTERLONY-Platte
AS4: Anti-Rinderserumalbumin
NS7: Normalserum
Ag4: DNP-Rinderserumalbumin
(50 µg/20 µl)
Ag5: DNP-Ovalbumin
(50 µg/20 µl)

Die Nummerierung entspricht dem Schema in Aufgabe 3.

Abb. 16: Untersuchungen zur Hapten-Wirkung durch Doppeldiffusion.

Auswertung:
a) Vergleiche die Ergebnisse mit denen des Ring-Tests.
b) Wo treten Kreuzraktionen auf, wo überschneiden sich Präzipitatlinien?
c) Lassen sich separate Präzipitatlinien für die DNP-Gruppe und für den Protein-Carrier beobachten?

X. Immunofluoreszenz: Konjugation von Immun-Globulinen mit Fluorescein und Rhodamin

Mit der Technik der Immunofluoreszenz gelingt es, die Lage spezifischer Proteine oder anderer Antigene in Gewebsschnitten, Ausstrichen oder Präparaten von Mikroorganismen sichtbar zu machen. Aufgrund der Kombination der großen Spezifität der Antikörperreaktionen mit der hohen Empfindlichkeit des Fluoreszenznachweises ist diese Methode zu einem wichtigen Hilfsmittel für die Lokalisierung von Oberflächen-Antigenen und Zellinhalts-Stoffen geworden.

Zur Durchführung ist es erforderlich, das nachzuweisende Antigen in möglichst reiner Form zu isolieren, hiergegen ein Antiserum zu bilden und daraus die Immunglobulin-Fraktion oder noch besser die spezifische Antikörper-Population zu isolieren. An diese Antikörper-Fraktion wird nun ein Fluoreszenzfarbstoff, wie z. B. Fluorescein oder Rhodamin, kovalent gekuppelt:

$$\text{Fluorochrom} - NH = CS + H_2N - \text{Antikörper} \xrightarrow{pH\ 9}$$

$$\text{Fluorochrom} - NH - \underset{\underset{S}{\parallel}}{C} - NH - \text{Antikörper}$$

Fluorochrome sind Stoffe, die eingestrahltes Licht zu absorbieren und dafür ein Licht größerer Wellenlänge zu emittieren vermögen.

Die Wechselwirkung zwischen fluorochrom-markiertem Antikörper und dem Antigen führt den Fluoreszenzfarbstoff zum interessierenden Antigen und markiert dieses spezifisch. Unter dem Fluoreszenz-Mikroskop, welches mit einer UV-Lichtquelle und einem geeigneten Filtersystem ausgerüstet ist (1), stellen sich die spezifisch markierten Strukturen sodann in leuchtenden Fluoreszenzfarben dar.

Da Fluorescein-Isothiocyanat grünlich, Rhodamin-B-Isothiocyanat aber rot-orange fluoresziert, lassen sich in einem Präparat zwei verschiedene Antigene nebeneinander darstellen, sofern zwei spezifische Antikörper-Fraktionen entsprechend markiert wurden.

Neben der «direkten Methode», bei welcher der markierte Antikörper «direkt» mit dem Antigen reagiert, findet auch häufig die «indirekte Methode» Anwendung: Das Präparat wird zunächst mit einem nicht-markierten Antiserum behandelt, wobei die Antigene sich mit ihren spezifischen Antikörpern verbinden. Nach dem Auswaschen aller nicht gebundenen Antikörper werden die spezifischen Antikörper und damit «indirekt» das Antigen durch Behandlung mit einem fluorochrom-markierten Anti-IgG-Serum nachgewiesen.

Die Grundlagen der Immunofluoreszenz wurden zuerst von COONS und Mitarbeitern (2) beschrieben. Geeignete Verfahren zur Kopplung der Antikörper-Fraktion mit Fluorochromen finden sich bei MCKINNEY (3) und BRANDTZAEG (4).

Eine der Voraussetzungen für ein gutes Gelingen der Immunofluoreszenz-

Technik ist die Anwendung eines optimalen Verhältnisses Fluorochrom : Protein. Das günstigste Verhältnis ist gekennzeichnet durch geringe unspezifische Anfärbung bei gleichzeitig leuchtender Fluoreszenz durch die spezifischen Reaktionen. Eine Überladung der Proteinmoleküle beim Koppeln mit dem Fluorochrom verbessert die Fluoreszenz nicht und führt leicht zur Denaturierung der Antikörper. Es empfiehlt sich daher, sich an den Tabellen zu orientieren, welche von McKinney (3) für die Herstellung verschiedener Fluorochrom/Protein-Ratios publiziert wurden.

Ausführliche Darstellungen des Gebietes der Immunofluoreszenz finden sich bei Nairn (5) und Goldman (6).

Literatur

(1) Gabler, Fr., Biologie in unserer Zeit, 2, 1 (1972).
(2) Coons, A. H., N. J. Creech und R. N. Jones, Proc. Soc. exp. Biol. Med., 47, 200 (1941).
(3) McKinney, R. M., J. T. Spillane und G. W. Pearce, J. Immunol. 93, 232 (1964).
(4) Brandtzaeg, P., Scand. J. Immunol. 2, 273 (1973).
(5) Nairn, R. C., Fluorescent protein tracing, Williams & Wilkins Co., Baltimore, Md. (1964).
(6) Goldman, M., Fluorescent Antibody Methods, Academic Press, New York u. London

Geräte und Reagenzien

Spektralphotometer
Quarzküvetten
pH-Meter
Magnetrührer
Dialyseschlauch (schmal)
Glassäule, komplett, für Gelfiltration (1,5 × 120 cm).

5 ml (50 mg Protein) der isolierten IgG-Fraktion (Kap. VII) eines Anti-Trypsin- bzw. Anti-Chymotrypsin-Serums.
physiol. Kochsalzlösung, phosphatgepuffert, pH 7,2:

    8,0 g NaCl
    0,2 g KCl
    1,15 g Na_2HPO_4 pro Liter H_2O
    0,2 g NaH_2PO_4

    (mit 0,1 N HCl genau auf pH 7,2 einstellen)
Fluorescein-Isothiocyanat (FITC)
Rhodamin-B-Isothiocyanat
Sephadex G-25

Ausführung und Aufgaben

1. 5 ml der isolierten IgG-Fraktion (Kap. VII), welche mind. 10 mg Protein/ml enthalten soll, mehrere Stunden gegen phosphatgepufferte, physiologische Kochsalzlösung, pH 7,2, dialysieren.

2. Mit der Tischzentrifuge einen evtl. Niederschlag abzentrifugieren.

3. Vom Überstand eine Proteinbestimmung machen und die Gesamt-Eiweißmenge berechnen.

4. Mit phosphatgepufferter, physiol. Kochsalzlösung, pH 7,2, eine Proteinkonzentration von 10 mg/ml einstellen.

5. 15 µg FITC, bzw. 20 µg Rhodamin-B-Isothiocyanat pro mg Protein in fester Form zugeben und 15 Min. leicht rühren.

6. Mit 0,1 NaOH genau pH 9,5 einstellen.

7. 1 Stunde bei 20° C unter Rühren und genauer pH-Kontrolle reagieren lassen.

8. Anschließend sofort über eine vorbereitete Sephadex G-25-Säule (1,5 × 120 cm) den Reagenzien-Überschuß entfernen: das Fluorochrom-Protein-Konjugat erscheint im Ausschlußvolumen.

9. Die gepoolten Fraktionen 1 Tag im Kühlraum gegen phosphatgepufferte, physiologische Kochsalzlösung, pH 7,2, dialysieren.

10. Evtl. einengen und zur besseren Haltbarkeit 0,01% Merthiolat zugeben. In kleinen Portionen bei $-20°$ C aufbewahren.

11. Die Proteinkonzentration im Konjugat kann photometrisch gemessen werden, gegen den verwendeten Puffer:

$$\text{FITC-konjugiertes IgG (mg/ml)} = \frac{(E_{280} - 0{,}35)\, E_{495}}{1{,}4}$$

12. Die molare Fluorochrom/Protein-Bindungsrate wird berechnet nach:

$$\text{F/P – Ratio für FITC-konjugiertes IgG} = \frac{2{,}87 - E_{495}}{(E_{280} - 0{,}35)\, E_{495}}$$

Es zeigte sich, daß bei einer molaren F/P-Ratio von 1–2 die unspezifische Anlagerung von markierten Antikörpern am geringsten ist.

XI. Quantitative Mikro-Complement-Fixierung

Die Mikro-Complement-Fixierungs-Reaktion (1) erlaubt es, bis herab in den Nanogramm-Bereich Antigenmengen noch quantitativ zu erfassen. Hinzu kommen als weitere wichtige Vorteile, daß mit stark verdünnten Antiseren gearbeitet werden kann und die Reaktion, unabhängig vom Präzipitations-Verhalten, bereits den Nachweis des gebundenen Antigens ermöglicht.

In zahlreichen neueren Forschungsarbeiten wird die Mikro-Complement-Fixierungs-Reaktion zur Charakterisierung von Antigenstrukturen und Erfassung des Homologie-Grades verwandter Proteine eingesetzt (2). Der Nachweis der Antigen-Bindung an den Antikörper erfolgt aufgrund einer komplexen Reaktionsfolge, an deren Ende als Indikator eine meßbare Hämolyse steht. Ein mit Antigen beladener Antikörper bindet, im Gegensatz zum unbeladenen, aufgrund eines allosterischen Effektes einen Complement-Faktor im Fc-Bereich des Antikörper-Moleküls. Das Complement (1), ein komplexes System aus 9 Serumfaktoren, hat in vivo die Funktion, körperfremde Zellen nach Erkennung und Markierung durch Antikörper zu lysieren. Durch die Ausbildung einer irreversiblen Bindung zwischen dem Complement-Factor C_1 und solchen Antikörpern, die Antigen gebunden haben, nimmt in einem Testsystem mit bekannter Ausgangsmenge an Complement das freie Complement in Abhängigkeit von der Menge an Ag-Ak-Komplexen ab. Diese Abnahme wird anschließend durch Zugabe eines Indikatorsystems bestimmt, welches aus einer standardisierten Suspension von Schaf-Erythrocyten besteht. Diese Schaf-Erythrocyten wurden zuvor mit Anti-Erythrocyten-Serum (= Amboceptor oder Hämolysin) sensibilisiert und sie werden daher in Anwesenheit von Complement hämolysiert.

Der Hämolysegrad, der umgekehrt proportional zur Menge an fixiertem Complement ist, wird nach Abtrennung der nicht lysierten Erythrocyten photometrisch bestimmt und mit dem Hämolysegrad eines Kontrollansatzes verglichen, in dem sich zwar die gleiche Ausgangsmenge an Complement befand, jedoch keine Ag-Ak-Komplexe, welche Complement hätten fixieren können.

Zur Theorie der Hämolyse

Die experimentell beobachtete Abhängigkeit zwischen Complement-Konzentration und Hämolyse-Grad einer sensibilisierten Erythrocytensuspension brachte von Krogh (3) auf folgende mathematische Formel:

$$\log\left(\frac{y}{1-y}\right) = n \log x - n \log k$$

Es bedeutet:

y = Hämolyse-Grad, ausgedrückt in hundertstel Prozent (50% Lyse → y = 0,5).
x = Complement-Konzentration, ausgedrückt als reziproker Wert der Verdünnung (1 : 200 → x = 200).

n = Konstante; sie soll in einem gut funktionierenden System bei Verwendung von 5×10^7 Erythrocyten/ml einen Wert von 10 haben.
k = Konstante = 1 CH_{50}-Einheit.

Trägt man auf der Abszisse die unabhängig variablen Werte von log x auf und auf der Ordinate die Werte von $\log(\frac{y}{1-y})$, so ergibt die graphische Auswertung der VON KROGH Gleichung eine Gerade, welche die Abszisse bei derjenigen C-Konzentration schneidet, die unter den angewandten Reaktionsbedingungen 50% der vorhandenen Erythrocyten zu lysieren vermag (y = 0,5). Diese C-Konzentration ist als 1 CH_{50}-Einheit definiert (Abb. 17).

Der Hämolyse-Grad ist bei konstanter C-Menge auch von der Amboceptor-Konzentration abhängig. Sie läßt sich deshalb ebenfalls in CH_{50}-Einheiten ausdrücken, setzt man in der VON KROGH-Gleichung für x anstatt der C-Konzentration die Amboceptor-Konzentration ein.

Ziel der folgenden Messung soll die Aufstellung einer MCF-Kurve sein, deren Verlauf Aussagen über die relative Affinität zwischen Antigen und Antikörper ermöglicht. Vergleicht man nämlich Lage und Gestalt der MCF-Kurven von homologen und heterologen Antigenen, die durch Variation der Antigenmenge unter sonst gleichen Reaktionsbedingungen gewonnen wurden, so gelangt man damit

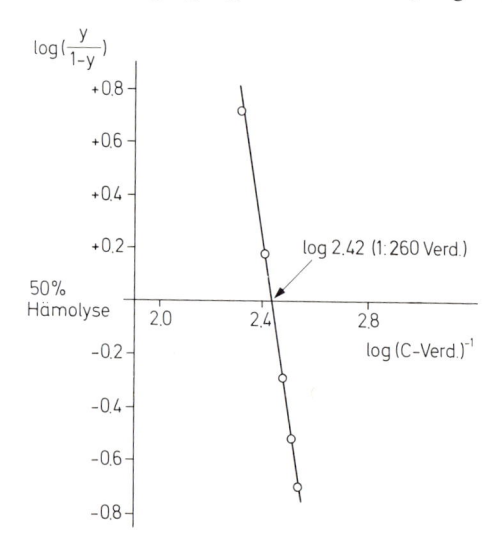

Abb. 17: Beispiel einer Complement-Titration nach der VON-KROGH-Gleichung. (3)

Complement-Verdünnung 1 : 600, Erythrocyten mit 1 : 1000 verd. Amboceptor sensibilisiert. 17 Stunden bei 4° C inkubiert.
Hämolyse: 60 min. bei 37° C, Messung bei 413 nm.
Ergebnis: Es ist eine Complement-Verdünnung von 1 : 260 erforderlich, um unter den gegebenen Bedingungen 50% der sensibilisierten Erythrocyten zu hämolysieren (= 1 CH_{50}-Einheit) (2).

bereits zu einer quantitativen Aussage über das Maß an Kreuzreaktion zwischen verschiedenen Antigenen.

Darüber hinaus besteht die Möglichkeit, durch Variation der Antiserum-Konzentration eine ganze Schar von MCF-Kurven von demselben Antigen zu erzeugen.

Hierbei zeigt sich eine lineare Beziehung zwischen der MCF-Peak-Höhe und dem Logarithmus der Antiserum-Verdünnung. Bei graphischer Darstellung ergeben sich für das homologe und ein dazu heterologes Antigen zwei parallele Geraden, deren Translationsfaktor als «Index of Dissimilarity» definiert ist (Abb. 18). Dieser «ID-Wert» ist ein quantitatives Maß für die Strukturunterschiede von heterologen Antigenen.

Über weitere Möglichkeiten der MCF-Technik vgl. (2).

Der Aufstellung einer MCF-Kurve müssen folgende experimentelle Teilschritte vorausgehen:

1. Herstellung des Complement-Puffers.

2. a) Waschen
   b) Standardisieren } von Schaf-Erythrocyten
   c) Sensibilisieren

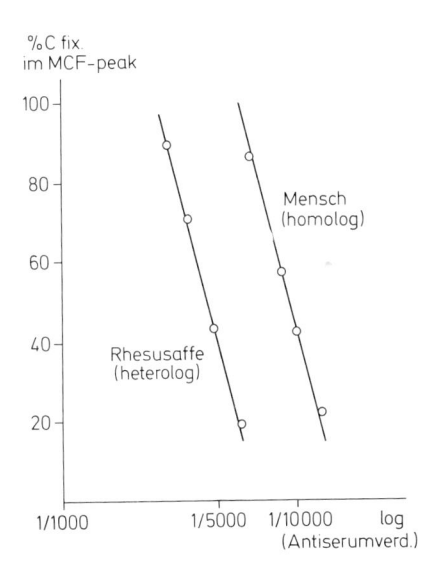

Abb. 18: Microcomplementfixierung: Kreuzreaktion zwischen Serumalbumin von Mensch und Rhesusaffe (4).
Der Translationsfaktor zwischen beiden Geraden ist identisch mit dem Logarithmus des «Index of Dissimilarity» (ID-Wert, s. Text).

3. Amboceptor-Titration

4. Complement-Titration

5. Untersuchung der pro- und antikomplementären Effekte des verwendeten Antigens und Antiserums.

6. Microcomplementfixierungstest.

Literatur

(1) WASSERMANN, E. und L. LEVINE, J. Immunol. **87**, 290 (1961).
(2) HAAS, H. und R. ZWILLING, Naturwissenschaften **63**, 139–143 (1976).
(3) CAMPBELL, D. et al. in «Methods in Immunology», Verlag W. A. Benjamin, Inc., N. Y., 2. Aufl. (1970), S. 300 ff.
(4) SARICH, V. M., A. C. WILSON, Science **154**, 1563 (1966).

Geräte und Reagenzien

pH-Meter mit Eichpuffer pH 7,0
Feinwaage
Bunsenbrenner mit Anzünder
Sorvall-Zentrifuge
Tischzentrifuge
Zeiss-Spektralphotometer mit 2 Glasküvetten
Wasserbad, 37° C
2 Styropor-Behälter für Eis
1 Kunststoffschüssel für Eisbad
3 Reagenzglasständer
3 × 1000 ml Polyäthylenflaschen
2 × 500 ml Polyäthylenflaschen
2 × 100 ml Polyäthylenflaschen
2 × 50 ml Polyäthylenflaschen
2 × 30 ml Polyäthylenflaschen
1 × 2000 ml Becherglas
1 × 100 ml Becherglas
1 × 1000 ml Meßzylinder
2 × 100 ml Meßzylinder
3 × 100 ml Erlenmeyer (enghals)
3 × 50 ml Erlenmeyer (enghals)
3 × 25 ml Erlenmeyer (enghals)
2 × 250 ml Erlenmeyer (enghals)
3 × 30 ml Zentrifugengläser
100 × Reagenzgläser 100 × 16 mm
3 × 10 ml Pipetten
2 × 5 ml Pipetten

2 × 2 ml Pipetten
2 × 1 ml Pipetten
10 µl-, 20 µl-, 50 µl-, 100 µl-, 500 µl-, 1000 µl-Eppendorfpipetten
Konserviertes Hammelblut
Meerschweinchenkomplement (tiefgekühlt)
Amboceptor (tiefgekühlt)
Trypsinogen vom Rind (lyophilisiert)
Anti-Rinder-Trypsinogen-Serum
Gelatine
5,5-Diäthylbarbitursäure, Na-Salz (Veronal)
NaCl
$MgCl_2 \cdot H_2O$
$CaCl_2 \cdot 2 H_2O$
Na_2CO_3

Ausführung und Aufgaben

1. Herstellung des Complementpuffers:

   Lösung A: 83,00 g NaCl
   10,19 g Veronal   lösen in ca. 1950 ml aqua dest.
   Lösung B: (Mg/Ca-Vorratslösung)
   20,33 g $MgCl_2 \cdot 6 H_2O$
   4,40 g $CaCl_2 \cdot 2 H_2O$ lösen in 100 ml aqua dest.

   1) Pipettiere 5 ml von Lösung B zu Lösung A und stelle unter konstantem Rühren durch tropfenweise Zugabe von konzentrierter HCl den pH-Wert auf 7,4 ein (pH-Meter zuvor mit Eichpuffer pH 7 eichen!)

   2) Ergänze das Volumen mit aqua dest. auf 2000 ml. Man erhält eine 5-fach konzentrierte Pufferlösung, die im Kühlschrank aufbewahrt wird.

   3) Zur endgültigen Verwendung wird der Puffer 1 : 5 verdünnt und zuvor, bezogen auf das Endvolumen, 0,1% Gelatine zugesetzt, die der spontanen Lyse der Erythrocyten entgegenwirken soll. Hierzu wiegt man 1 g Gelatine in ein 100 ml Becherglas ein, gibt ca. 50 ml aqua dest. hinzu, bringt das Protein unter konstantem Rühren über dem Bunsenbrenner in Lösung, gibt es im 1000 ml Meßzylinder zu 200 ml 5-fach konzentriertem Puffer und ergänzt mit aqua dest. das Volumen auf 1000 ml. Diese gebrauchsfertige Pufferlösung ist infolge bakterieller Zersetzung der Gelatine nur einige Tage im Kühlschrank haltbar. Sie enthält 0,0005 M $MgCl_2$, 0,00015 M $CaCl_2$.

2. Waschen der Erythrocyten:

   1) Pipettiere mit einer möglichst sterilen 10 ml-Pipette 5 ml konserviertes Hammelblut in ein 30 ml Zentrifugenglas und füge ca. 20 ml Puffer vorsichtig hinzu.

2) Die Suspension wird dann ca. 5 mal vom Zentrifugenglas in einen 100 ml Erlenmeyerkolben bzw. in umgekehrter Richtung umgegossen, wobei sie an der Glaswand herunterfließen soll, um ein Platzen der Erythrocyten zu vermeiden.

3) Nach 10-minütiger Zentrifugation bei ca. 800 × g (in der Sorvallzentrifuge mit Swing-out-Rotor, HB-4 bei 2250 rpm) wird der Überstand vorsichtig dekantiert oder abgesaugt und der eben beschriebene Waschvorgang 3-mal wiederholt. Nach der letzten Waschung sollte der Überstand farblos sein.

Photometrische Standardisierung der Erythrocytenkonzentration:

4) Nach dem letzten Waschvorgang werden 0,5 ml Erythrocyten aus dem Pellet gleichmäßig in 9,5 ml Puffer suspendiert, so daß man eine 5%-ige Erythrocyten-Suspension erhält, mit ca. 10^9 Zellen/ml.

5) Zur genaueren Eichung lysiere man 0,5 ml der Suspension in 7 ml 0,1% Na_2CO_3-Lösung und messe im Zeiss-Spektralphotometer bei 541 nm in einer 1-cm-Glasküvette die Extinktion des Hämolysats gegen Wasser.
Eichwert: Für 1×10^9 Erythrocyten/ml ergibt sich nach der 1 : 15 Sodaverdünnung eine $E_{541} = 0{,}700$.
Gewöhnlich fällt die Extinktion etwas höher aus, so daß eine Verdünnung der Erythrocyten-Suspension nach folgender Formel notwendig ist:

$$V_{End} = V_{Anfang} \cdot \frac{E_{gemessen}}{0{,}700}$$

6) Bestimme nochmals die Extinktion der Erythrocyten-Suspension mit dem korrigierten Volumen.

Sensibilisierung der Erythrocyten mit Amboceptor:

7) Der bei $-20°$ C aufbewahrte Amboceptor, dessen Complementaktivität durch 20-minütiges Erhitzen bei 56° C zerstört wurde, wird mit Puffer auf 1 : 1000 verdünnt.

8) Hiervon pipettiere man 2 ml unter konstantem Rühren langsam zu 2 ml standard. Erythrocyten (10^9 Zellen/ml), die sich in einem 30 ml Zentrifugenglas befinden (Magnetrührer!).

9) Nach 20-minütiger Inkubation bei 37° C stellt man durch 1 : 10 Verdünnung eine Erythrocyten-Konzentration von 5×10^7 Zellen/ml her.

10) Eine Aufbewahrung im Eisbad erhält die sensibilisierten Erythrocyten 2 Tage in verwendungsfähigem Zustand.

3. Titration des Amboceptors

1) Sensibilisiere je 0,2 ml stand. Erythrocyten mit 0,2 ml folgender Amboceptorverdünnungen:
1 : 500, 1 : 1000, 1 : 3000, 1 : 4000, 1 : 6000, 1 : 8000

2) Inkubiere 15 min. bei 37° C und verdünne 1 : 10.

3) Pipettiere im Eisbad folgende Doppelansätze in Reagenzgläser (100 × 16 mm):
0,5 ml 1 : 100 verd. Complement
2,5 ml Puffer
0,5 ml verschieden stark sensibilisierte Erythrocyten, entsprechend vorgenannten Verdünnungen.

4) Inkubiere genau 60 min. bei 37° C, stoppe die Hämolyse im Eisbad ab, zentrifugiere 10 min. und bestimme E_{413} der Überstände.

5) Auswertung: (Analog zur C-Titration; siehe dort)
Berechne die CH_{50}-Einheiten im verdünnten Amboceptor und vergleiche die Titerangabe mit den von der Herstellerfirma angegebenen Titerangaben. In der VON KROGH-Gleichung bedeutet hier x = Amboceptorkonzentration.

4. Complement-Titration

Da die Complement-Aktivität von Serum zu Serum verschieden ist, außerdem durch wiederholtes Auftauen geschädigt wird, ist sie vor jedem Experiment unter den gewählten Reaktionsbedingungen neu zu bestimmen, um reproduzierbare Ergebnisse sicherzustellen. Im folgenden Versuch soll nun die C-Aktivität in CH_{50}-Einheiten gemessen werden.

1) Mit eiskaltem Puffer werden 40 ml 1 : 800 verdünntes Complement hergestellt und in Eis aufbewahrt, um eine Selbstinaktivierung zu verhindern.

2) Stelle 17 Reagenzgläser (100 × 16 mm) paarweise im Reagenzglasständer ins Eisbad und numeriere sie mit einem roten Filzschreiber.

3) Pipettiere dann in Parallelansätze die folgenden Mengen 1 : 800 Complement-Verdünnung: 1,0 ml; 1,2 ml; 1,4 ml; 1,6 ml; 1,8 ml, 2,0 ml; 2,2 ml; 3,0 ml. In das 17. Reagenzglas wird kein Complement gegeben.

4) Ergänze die Ansätze auf 3 ml Endvolumen mit Puffer und füge jeweils 0,5 ml der sensibilisierten Erythrocyten hinzu.

5) Stelle durch Schütteln des Reagenzglasständers homogene Suspensionen her und starte die Hämolyse durch Inkubation der Ansätze in einem temperaturkonstanten Wasserbad bei 37° C.

6) Hämolysedauer: 60 min.

7) Um während der Inkubation ein Absetzen der Erythrocyten zu vermeiden, werden die Ansätze nach jeweils 15 min. kurz aus dem Wasserbad genommen und geschüttelt.

8) Die Abstoppung der einstündigen Hämolyse erfolgt durch Eintauchen der Reagenzgläser in das Eisbad.

9) Zur Abtrennung der nicht-lysierten Erythrocyten werden die Hämolysate 10 min. in der Tischzentrifuge bei maximaler Umdrehungszahl zentrifugiert.

10) Anschließend werden die Extinktionen der Überstände gegen den Vergleichswert (ohne C) bei 413 nm im Zeiss-Spektralphotometer in 1-cm-Glasküvetten gemessen und die Werte in folgende Tabelle eingetragen:

ml 1:800 C	C-Verd. im MCF-Test*)	log (C-Verd^{-1})	1. Mess.	2. Mess.	Mittel 1.+2. Mess.	$\left(\dfrac{1}{100}\, \%\, \text{Lys}\right)$	$\dfrac{y}{1-y}$	$\log\left(\dfrac{y}{1-y}\right)$
1,0	1:400	2.60						
1,2	1:334	2.52						
1,4	1:286	2.46						
1,6	1:250	2.40						
1,8	1:222	2.35						
2,0	1:200	2.30						
2,2	1:182	2.26						
3,0	1:133	2.12						

*) Umrechnung der Complement-Menge aus der 1. Spalte auf Verdünnungsfaktoren für ein konstantes Volumen von 0,5 ml, wie es im eigentlichen MCF-Test eingesetzt wird.

11) Auswertung: Trage auf Millimeterpapier die graphische Auswertung unter Zugrundelegung der von Krogh-Gleichung ein:

Abszisse: log (C-Verd.$^{-1}$)
Ordinate: log $\left(\dfrac{y}{1-y}\right)$

Die sich ergebende Gerade schneidet die x-Achse (Complementkonzentration) an dem Punkt, wo die Hämolyse 50% (y = 0,5) beträgt. Die Aktivität dieser Complementkonzentration entspricht 1 CH_{50}-Einheit.

Bestimme die CH_{50}-Einheiten, die sich in 1 ml des verdünnten Complements befinden.
Bei der Mikro-Complement-Fixierung verwendet man 1,1–1,2 CH_{50}-Einheiten pro Ansatz.

6. Mikro-Complement-Fixierungs-Test

In Analogie zur quantitativen Präzipitinreaktion (Heidelberger Kurve) mißt man auch hier die Abhängigkeit der Ag-Ak-Komplexbildung von der Antigenmenge bei konstanter Antiserumkonzentration.

1) Stelle deshalb eine Antigenlösung von 1 mg Rindertrypsinogen in 1 ml Puffer her und erzeuge durch Verdünnung jeweils ca. 5 ml folgender Trypsinogenkonzentrationen:
200, 160, 100, 90, 80, 60, 40, 20, 10, 5 Nanogramm/ml.

2) Verdünne 20 µl Anti-Rindertrypsinogen-Serum auf 1 : 1000 und verfahre – unter Verwendung von Parallelansätzen in 100 × 16 mm Reagenzgläsern – nach folgendem Pipettierschema:

Reagenzglas Nr.	Testansätze 1–10	Kontrollansätze			
		11	12	13	14
Antiserum (ml) 1:1000	0,5	0,5	–	–	–
Antigenverdünnung (ml)	0,5	–	0,5	–	–

3) Schütteln und 4 Stunden bei Zimmertemperatur inkubieren; dann ins Eisbad stellen.

Puffer (kalt) (ml)	1,5	2,0	2,0	2,5	3,0
1:100 verd. Complement (ml)	0,5	0,5	0,5	0,5	–

4) Schütteln und 16–18 Std. bei 2–4° C im Kühlschrank inkubieren.

EA*) (5×10^7/ml) (ml)	0,5	0,5	0,5	0,5	0,5

* Sensibilisierte Erythrocyten

5) Schütteln und 40–60 Min. im Wasserbad bei 37° C inkubieren bis 80–90% Hämolyse im Antiserum-Kontrollansatz (Nr. 11) eingetreten ist.

6) Absetzen der Erythrocyten verhindern.

7) Abstoppen der Hämolyse im Eisbad.

8) Ansätze 10 Min. in der Tischzentrifuge bei maximaler Umdrehungszahl zentrifugieren.

9) Messung der Überstände bei 413 nm im Zeiss-Spektralphotometer gegen den Blindwert (= Ansatz 14).

10) Auswertung:
Die Complement-Fixierung formuliert man als Differenz zwischen dem Antiserum-Kontrollwert (Ansatz Nr. 11) und den Extinktionswerten der Ansätze 1–10:

$$\Delta E = E \text{ (Ansatz 11)} - E \text{ (Ansatz 1–10)}$$

11) Berechne die Prozent Complement-Fixierung pro Ansatz nach der Formel:

$$\% \ C_{fix} = \frac{\Delta E}{E_{Antiserumkontrolle}} \cdot 100$$

12) Zeichne eine MCF-Kurve:

        Abszisse: Antigenkonzentration (ng/ml)
        Ordinate: %-Fixierung

Anmerkung: Manche Autoren verwenden als Ordinatenwert einfach ΔE, oder drücken ΔE in CH_{50}-Einheiten aus.

Vergleiche den Kurvenverlauf der quantitativen Mikro-Complement-Fixierung mit einer HEIDELBERGER-Kurve und diskutiere die unterschiedlichen Reaktionen, die zum Zustandekommen beider Kurven führen.

XII. Radioimmunoassay

Diese hochspezifische und zugleich äußerst sensitive Technik verdeutlicht ganz besonders die immer noch wachsende Bedeutung von Methoden, welche sich auf immunologische Verfahren gründen. Durch Kombination der immunologischen Spezifität mit der Empfindlichkeit und Genauigkeit von Radioaktivitäts-Messungen kann im Radioimmunoassay eine Nachweisgrenze von 1 pg Hormon erreicht werden. (1 pg = 1/1 000 000µg = 10^{-12} g). Hinzu kommt, daß z. B. die spezifische Bestimmung von Hormonen in Gegenwart einer 10^9fach höheren Konzentration an Plasmaproteinen vorgenommen werden kann. Ein weiterer Vorzug besteht darin, daß hunderte und tausende von Bestimmungen gleichzeitig erfolgen können und zwar in jedem Labor, welches für die Messung von Radioaktivität eingerichtet ist. Da beim Radioimmunoassay oft Antiserum-Verdünnungen bis zu 1 : 4 000 000 angewandt werden, würde eine einzige Antiserum-Entnahme mit gutem Titer von einem Tier für 10 Millionen Bestimmungen ausreichen.

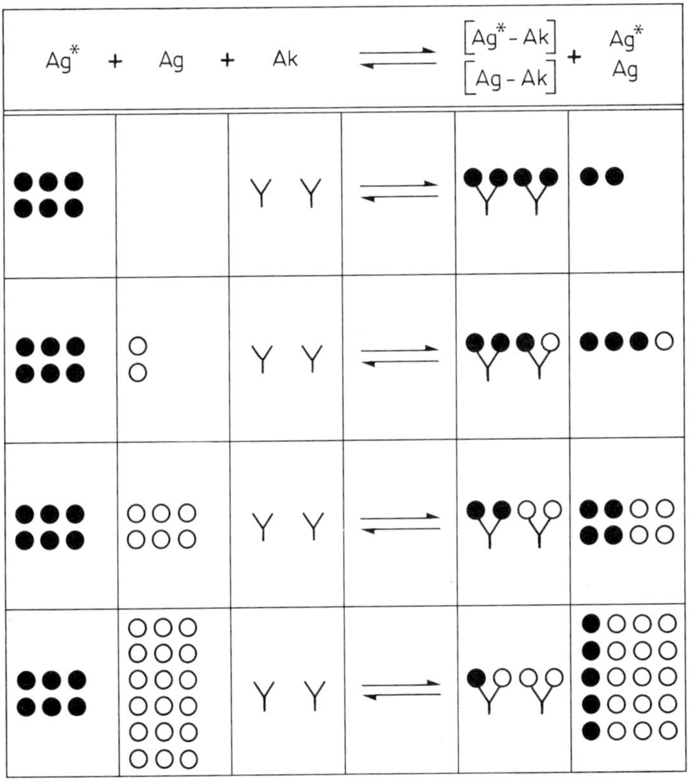

$$Ag^* + Ag + Ak \rightleftarrows \begin{bmatrix} Ag^* - Ak \\ Ag - Ak \end{bmatrix} + \begin{matrix} Ag^* \\ Ag \end{matrix}$$

Abb. 19: Radioimmunoassay: Versuchs-Prinzip

Der Radioimmunoassay verdankt seine Entstehung eigentlich einem Zufall: im Jahre 1956 gingen BERSON und YALOW (1) der Frage nach, ob bei Diabetikern das Insulin rascher abgebaut wird als bei Normalpersonen. Zu diesem Zweck injizierten sie radioaktiv markiertes Insulin intravenös und verfolgten das Verschwinden des Hormons. Zu ihrer Überraschung fanden sie, daß bei den untersuchten Diabetikern das markierte Insulin nicht rascher verschwand als bei Normalpersonen, sondern sich im Gegenteil viel länger nachweisen ließ. Als Grund stellte sich heraus, daß diese Diabetiker Antikörper gegen Insulin besaßen, welche im Plasma mit dem Hormon einen Komplex bildeten, der infolge seiner Größe das Passieren von Insulin durch die Kapillarwände verhinderte. Hierauf gelang es, bei verschiedenen Patienten sehr unterschiedliche Anti-Insulin-Titer zu messen, indem radioaktiv markiertes Insulin als ‹tracer› eingesetzt und gleichzeitig durch steigende Mengen unmarkierten Insulins die Insulin-Bindungs-Kapazität der Antikörper im Serum festgestellt wurde. Markiertes und unmarkiertes Insulin traten miteinander in Wettbewerb um die vorhandenen Antikörper: zur Titerbestimmung konnte die Menge unmarkierten Insulins dienen, welche erforderlich war, um in einem «Verdrängungswettbewerb» das Verhältnis von antikörpergebundenem markierten : unmarkiertem Insulin gegen 0 zu verschieben. Damit war gleichzeitig das Prinzip des Radioimmunoassay gefunden. Bei konstantem Antikörper-Gehalt konnte jetzt eine unbekannte Menge unmarkierten Insulins bestimmt werden durch das Ausmaß, mit welchem diese Probe eine bekannte Menge markierten Insulins von der Antikörper-Bindung ausschloß. Eine große Menge radioaktiven Insulins, gebunden an den Antikörper, deutete auf eine geringe Menge an Insulin in der unbekannten Probe – und umgekehrt.

Das Prinzip des Radioimmunoassay läßt sich daher wie folgt formulieren:

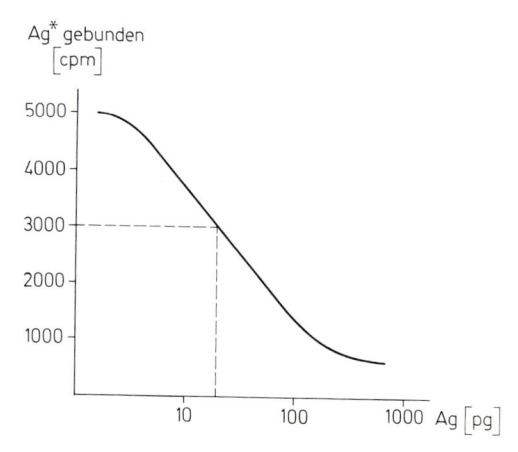

$$Ag^* + Ag + Ak \leftrightarrows [Ag^* - Ak] + [Ag - Ak]$$

Abb. 20: Radioimmunoassay: Eichkurve

Der zu bestimmenden Menge Antigen in der Probe (Ag) wird eine definierte Menge markiertes Antigen (Ag*) und eine definierte, aber limitierte Menge Antikörper (Ak) zugesetzt. Nach der Gleichgewichts-Einstellung ist die durch die Antikörper gebundene Menge Ag* umgekehrt proportional zur im Testansatz enthaltenen Menge an Ag. Auf Grund dieser Beziehung läßt sich eine Eichkurve aufstellen (Abb. 20).

Zur Herstellung der Eichkurve und Messung der Probe werden die folgenden 3 Komponenten in 11 Teströhrchen nach untenstehendem Schema pipettiert:

Ag*: radioaktiv markierte Form der zu bestimmenden Substanz, die Menge bleibt in allen Testansätzen gleich, z. B. 10000 cpm.

Ag: die zu bestimmende Substanz; sie ist die einzige Variable in den Testansätzen.

Ak: Antikörper; die Menge ist ebenfalls in allen Testansätzen gleich, jedoch limitiert, z. B. auf die Bindung von maximal 5000 cpm an Ag*.

Der Inhalt der 11 Testansätze stellt sich dann z. B. wie folgt dar:

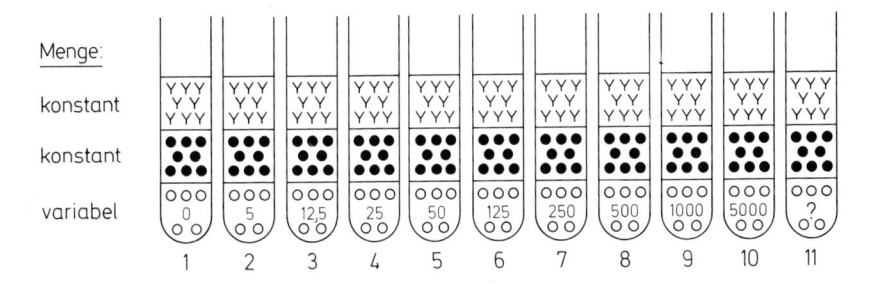

Menge:	1	2	3	4	5	6	7	8	9	10	11
konstant	Ak	Ak	Ak	Ak	Ak	Ak	Ak	Ak	Ak	Ak	Ak
konstant	Ag*	Ag*	Ag*	Ag*	Ag*	Ag*	Ag*	Ag*	Ag*	Ag*	Ag*
variabel	0	5	12,5	25	50	125	250	500	1000	5000	?

Während der Ansatz 1 den Blindwert darstellt, liefern die Ansätze 3–10 mit ihrem steigenden Ag-Gehalt die Punkte auf der Eichgeraden und der Ansatz 11 enthält schließlich eine unbekannte Menge der zu bestimmenden Substanz.

Nach erfolgter Bildung der Antigen-Antikörper-Komplexe bei 4° C werden in den Teströhrchen die gebundenen und nicht gebundenen Fraktionen des markierten Antigens voneinander getrennt, z. B. durch Adsorption des freien Antigens an Aktivkohle. Nach Zentrifugation verbleibt der Ak-gebundene Anteil von Ag* im Überstand, wird dekantiert und kann in einem Scintillation-Counter gemessen werden.

In den wenigen Jahren seit seiner Entwicklung fand der Radioimmunoassay Anwendung auf so verschiedene Substanzen wie Hormone, Pharmaka, Vitamine, Enzyme, Serumproteine, zyklisches AMP und Viren. Vor Einführung des Radioimmunoassay konnten Hormone im wesentlichen nur durch ihre Effekte auf lebende Organismen bestimmt werden (Bioassay), wozu in jedem Falle ganz unterschiedliche, separate Systeme ausgearbeitet werden mußten. Für viele Hormone stand überhaupt kein Bioassay zur Verfügung, für andere wieder waren die vorhandenen Testsysteme nicht spezifisch. Mit dem Radioimmunoassay gelang es dann erstmals, nach einem einheitlichen Prinzip, in großen Meßreihen und mit großer Spezifität und Empfindlichkeit die normalerweise geringen Hormonkonzentrationen genau zu bestimmen. (2, 3, 4)

Obwohl der Radioimmunoassay auf diese Weise vor allem für die Hormonforschung und für die diagnostische Medizin in kurzer Zeit eine große Bedeutung erlangt hat, sind für viele andere Bereiche in Medizin, Biologie und Biochemie die mit diesem Meßverfahren gegebenen Möglichkeiten erst noch zu erschließen.

Literatur

(1) S. A. BERSON, R. S. YALOW, A. BAUMANN, M. A. ROTHSCHILD und K. NEWERLY, J. Clin. Invest. 35, 170 (1956).
(2) S. A. BERSON und R. S. YALOW, Immunoassay of protein hormones. The Hormones: Physiology, Chemistry and Applications. Vol. 4, G. Pincus et al., Eds., Academic Press, New York, p. 557 (1964).
(3) P. VECSEI, in: Methods of Hormone Radioimmunoassay, B. M. JAEFFE und H. R. BEHRMAN, Eds., Academic Press, New York (1974).
(4) K. E. KIRKHAM und W. M. HUNTER, Eds. Radioimmunoassay Methods, Livingstone, Edinburgh (1971).

Bestimmung von Corticosteron

Corticosteron ist ein Nebennierenrindenhormon und induziert wie Cortisol die Gluconeogenese. Beide Hormone befinden sich nebeneinander im Blutplasma. Obwohl sich Corticosteron und Cortisol nur durch eine OH-Gruppe voneinander unterscheiden (s. Formel), ist eine differenzierte, quantitative Bestimmung wegen der hohen Antikörperspezifität weitgehend möglich.

Die Empfindlichkeit ist ebenfalls extrem hoch. Im folgenden Versuch können noch Corticosteronmengen bis zu 5 pg hinreichend exakt gemessen werden. Das sind 5×10^{-12} g oder $1,5 \times 10^{-14}$ Mol Corticosteron!

Geräte und Reagenzien

Glaszentrifugengläschen mit Deckel	3 + je Probe 1
Schnapp-Deckel-Gläser mit Deckel	3 + je Probe 1
Inkubationsröhrchen mit Deckel	26 + je Probe 2
Scintillationsgläschen mit Deckel	34 + je Probe 4

Eppendorf-Pipetten: 1/0,4/0,2/0,1/0,05/0,01 ml
Bürette 100 ml
Meßzylinder 25 ml
Tischzentrifuge
Föhn
Magnetrührer
Inkubationsständer
Zentrifugeneinsätze für Inkubationsröhrchen
Kippgerät nach VECSEI (5)
Scintillationszähler
Einfach-logarithmisches Millimeterpapier

10 Eichlösungen, und zwar je
0/5/12,5/25/50/125/250/500/1000/5000 pg Corticosteron in 100 ml 5%-Äthanol.
^{3}H-Corticosteron in 5%-Äthanol (1 ml $\triangleq$ 50000 cpm)
^{3}H-Corticosteron in Lysozym-B-Puffer (1 ml $\triangleq$ 50000 cpm)
0,1 N NaOH
Benzol p.a.
5%-iges Äthanol

Kohle-Dextran-Gemisch:	H_3BO_3	50 mg
	KCl	60 mg
	0,1 N NaOH	620 µl
	H_2O ad	16 ml
	Beriglobin	16 mg $\triangleq$ 100 µl
	Norit A	144 mg
	Dextran T70	17 mg
Bray-Scintillator:	PPO	2 g
	POPOP	100 mg
	Naphthalin	30 g
	Methanol, p.a.	50 ml
	Glykol p.a.	10 ml
	Dioxan ad	500 ml
Lysozym-B-Puffer:	H_3BO_3	309 mg
	KCl	373 mg
	0,1 N NaOH	3,9 ml
	H_2O ad	100 ml
	Lysozym	100 mg

Natriumcitrat
Anti-Corticosteron*

Ausführung

Es soll der Corticosteronspiegel in 1 ml Kaninchen- bzw. menschlichem Plasma bestimmt werden.

Der Versuch besteht aus drei Teilen:
1. Gewinnung des Plasmas
2. Extraktion des Corticosterons
3. Radioimmunoassay

1.1. Ca. 1 ml Blut aus der Ohrvene eines Kaninchens wird in einem 2 ml Zentrifugengläschen aufgefangen, in das man zuvor 7 mg Natriumcitrat gegeben hat. Um die Gerinnung zu verhindern mischt man beides sofort. Die zellulären Bestandteile werden abzentrifugiert; Überstand = Plasma. Mit menschlichem Blut wird ebenso verfahren.

2.1. Es werden 5 Glaszentrifugengläser von 1 bis 5 durchnumeriert. In 1 und 2 werden je 100 µl Plasma pipettiert, in 3, 4 und 5 je 100 µl einer geeichten Lösung von 0, 0,1 bzw. 5 ng Corticosteron pro 100 µl zur Kontrolle. Hierauf versetzt man der Reihe nach mit je 50 µl ^{3}H-Corticosteronlösung, mit je 2 ml H_2O und mit je 100 µl 0,1 N NaOH. Durch leichtes Schütteln vermischt man die Komponenten. Hierauf gibt man 3 ml Benzol zu. Die zwei Phasen werden durch intensives Schütteln emulgiert, anschließend in der Tischzentrifuge (20 min, volle Geschwindigkeit) wieder getrennt.

2.2. Zwischenzeitlich werden 5 Schnapp-Deckel-Gläser mit 1 . . . 5 beschriftet. Nach der Zentrifugation werden 2 ml Benzol in die Schnapp-Deckel-Gläser abgehoben. Unter dem Föhn (Kaltluft!!) läßt man das Benzol völlig verdunsten. Der (unsichtbare) Rückstand wird in genau 1 ml 5%-igem Äthanol gelöst. Man setzt den Deckel auf und läßt 30 min stehen.

2.3. Um in der Auswertung die Effektivität der Extraktion berechnen zu können, benötigt man den 100%-Wert der vorher zugegebenen Radioaktivität. Hierzu pipettiert man in 2 Scintillationsgläschen je 50 µl ^{3}H-Corticosteron in 5%-Äthanol und 35 µl 5%-Äthanol, deren Deckel man mit «100 R» beschriftet. (Generell: Scintillationsgläschen dürfen nur am Deckel beschriftet werden, da andernfalls die Messung beeinflußt wird!). In beide Gläschen und in 5 weitere, deren Deckel man mit 1R . . . 5R gekennzeichnet hat, gibt man aus einer Bürette je 10 ml Bray-Scintillator zu.

Sodann werden je 400 µl Probenlösung in 1R . . . 5R gegeben, worauf die Scintillationsgläschen verschlossen und beiseite gestellt werden.

3.1 Anschließend nummeriert man 2 mal 10 Inkubationsröhren von I . . . X und 2 mal 5 von 1 . . . 5, also insgesamt 30 Röhrchen. In I . . . X werden je 100 µl

---

* Wir verdanken das Anti-Corticosteron-Serum einer Gabe von Herrn Prof. Dr. P. Vecsei, Heidelberg. Es sind jedoch bereits eine ganze Reihe von RIA-kits im Handel, mit welchen der Versuch ebenfalls durchgeführt werden kann.

Eichlösung und je 100 µl 5%-Äthanol pipettiert, in 1 . . . 5 (nach der Inkubation von 30 min.) je 200 µl der Probenlösung.

In alle 30 Inkubationsröhrchen gibt man nun 50 µl ^{3}H-Corticosteron in Lysozym-B-Puffer und je 400 µl Antikörperverdünnung, nachdem man mit Lysozym-B-Puffer von 1 : 100 auf 1 : 12 000 verdünnt hat. Man setzt die Deckel auf und vermischt. Um alle Flüssigkeit in den unteren Teil des Röhrchens zu bekommen, zentrifugiert man kurz mit höchster Geschwindigkeit. Anschließend läßt man 2 h bei 4° C inkubieren.

Hiernach pipettiert man in die Deckel der Inkubationsröhrchen je 100 µl Kohle-Dextran-Gemisch und setzt sie wieder **vorsichtig** auf, ohne daß das Gemisch herunterfällt. Zuvor wurde das Gemisch auf einem Magnetrührer suspendiert. Nachdem alle Deckel gefüllt und aufgebracht sind, werden alle Röhrchen gleichzeitig geschüttelt und 10 min bei 4° C inkubiert. Anschließend 45 min Zentrifugation (Stufe 6, 4° C).

3.2 In dieser Zeit werden 33 Scintillationsgläschen mit je 10 ml Bray-Scintillator gefüllt. 30 dazugehörige Deckel werden wie die Inkubationsröhrchen beschriftet, ein Deckel mit «B» (= Blindwert) und zwei Deckel mit «100L». In die 100L-Gläschen gibt man je 50µl ^{3}H-Corticosteron in Lysozym-B-Puffer hinzu. «B» und «100L» werden nun verschlossen.

Die restlichen 30 mit «Bray» gefüllten Scintillationsgläschen (2 mal I . . . X und 2 mal 1 . . . 5) werden in das Kippgerät gestellt. Nach der Zentrifugation werden ebenfalls die Inkubationsröhrchen eingesetzt und deren Deckel abgenommen. Dann wird der Inhalt der Inkubationsröhrchen zügig in die Scintillationsgläser gekippt und die zugehörigen Deckel aufgeschraubt. Alle 40 Gläschen werden nun in den Scintillationszähler gestellt und zwar als erstes der Blindwert, dessen Zählrate (Background) am Gerät eingestellt wird. Die Meßdauer soll für jede Probe mindestens 5 min betragen.

Auswertung

Zunächst wird die Eichkurve angefertigt. Auf der Abszisse (logarithmische Skala) werden die Mengen Corticosteron in pg aufgetragen, auf der Ordinate (lineare Skala) die Aktivität in cpm. Die Parallel-Eichwerte werden nicht gemittelt, sondern getrennt eingezeichnet.

Herausfallende Werte werden beim Zeichnen der Kurve nicht berücksichtigt; sie soll annähernd in der Mitte zwischen den Meßpunkten verlaufen.

Bevor man den Proben eine bestimmte Menge Corticosteron zuordnen darf, muß man die Aktivität jeder einzelnen Probe mit einem Korrekturfaktor f* multiplizieren. Er beträgt:

$$f = 1 - \frac{(1R \ldots 5R)}{(100L) \times (2)}$$

(100L-Wert wird gemittelt)

Achtung: f ist für jede Probe verschieden!

---

* Ein Korrekturfaktor ist nötig, weil schon im Extraktionsprozeß Radioaktivität zugegeben wird, die das Verhältnis von markiertem zu unmarkiertem Corticosteron im eigentlichen RIA beeinflußt.

1. Gewinnung des Plasmas

(1.1) Je ml Frischblut 7mg NaCitrat zugeben
30 min Tischzentrifuge
Plasma abheben

2. Extraktion des Corticosteron

(2.1)
a) Proben: Glas 1, 2,
je 100 μl Plasma bzw. verd. in H_2O → Glas 1,2
b) Kontrollen: Glas 3, 4, 5   Glas 3,4,5
0 / 0,1 / 5 ng Corticosteron
in 100 μl H_2O

+ 50 μl ^{3}H-Corticosteron in
  5%-Äthanol (ca. 3000 cpm)
+ 2 ml H_2O
+ 100 μl 0,1 N-NaOH, kurz schütteln
+ 3 ml Benzol
  Deckel darauf
  durch Schütteln emulgieren
  20 min Tischzentrifuge: Phasentrennung

(2.2) 2 ml Benzolphase abheben in 5 Gläschen
mit Föhn Benzol völlig abdunsten
+ 1 ml 5%-Äthanol
  Deckel darauf und
  30 min stehen lassen

(2.3) Recovery (100% Werte):
in 2 Scintill.-Gläschen
je 50 μl ^{3}H-Corticosteron in 5%-Äthanol
+ 350 μl 5%-Äthanol

2 mal Glas 100 R

+ 10 ml Bray-Scintillator
  Deckel darauf

(Recovery) je 400 μl
Glas 1 R ... 5 R

Glas 1..5

3. RIA

(3.1) Eichkurve:
je 100 μl Eichlösung
+ 100 μl 5%-Äthanol
(für insges. 2mal 10
Eichwerte)

Glas 1..+
Glas 1..+

2 mal je 200 μl (Parallelwerte)

+ 50 μl ^{3}H-Corticosteron in Lysozym-B-Puffer
+ 400 μl Antikörperverdünnung 1 : 12000
  Deckel darauf, kurz schütteln
  5 min zentrifugieren
  120 min inkubieren bei +4°C
+ 100 μl Kohle-Dextran-Gemisch in den Deckel
  Deckel darauf, nicht vertauschen!
  gleichzeitig schütteln
  10 min inkubieren bei +4°C
  45 min zentrifugieren (Stufe 6; +4°C)

(3.2) 2mal Glas 100 R, Glas 1R..5R (7 Gläser)

dekantieren in
10 ml Bray-
Scintillator
Deckel darauf

2mal Gl. 100 L (2 Gläser)

100 L-Wert:
2mal 10 ml Bray
+ 50 μl ^{3}H-Cort.
in Lys.-B-Puffer

Blindwert:
10 ml
Bray-Scint.
1mal "B" (1 Glas)

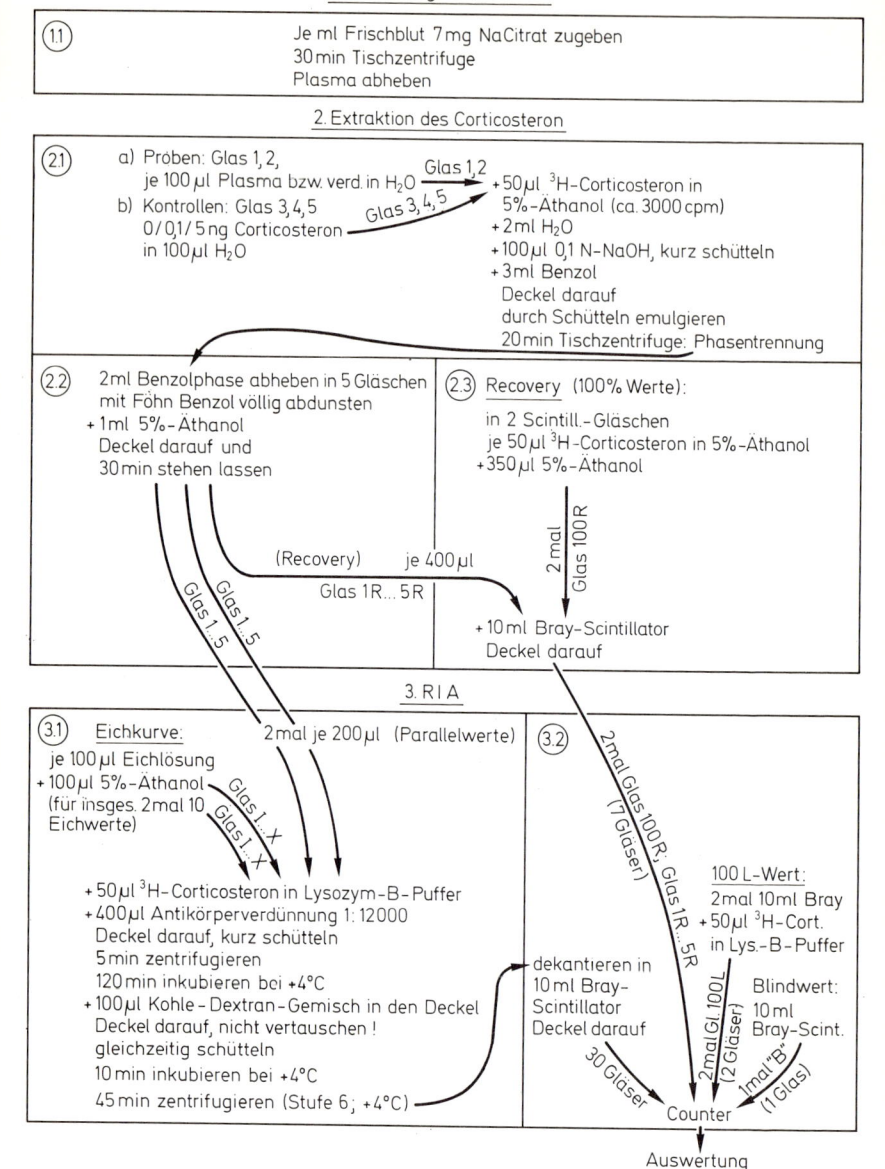

30 Gläser → Counter
↓
Auswertung

Abb. 21: Versuchs-Schema «Radioimmunoassay». Die Numerierung der Einzelschritte stimmt mit der im Text überein.

Jetzt kann anhand der Eichkurve die zugehörige Corticosteronmenge bestimmt werden. Man erhält die Menge Corticosteron im Inkubationsröhrchen, welche nun noch mit dem Verlustfaktor v der Extraktion multipliziert werden muß: (v ist ebenfalls für jede Probe verschieden!)

$$v = \frac{(100R)}{(1R \ldots \ldots 5R)} \times 2 \times 10$$

(100R-Wert wird gemittelt)

Man erhält die Corticosteronkonzentration in pg/ml Plasma.

Anhang: Bestimmungs-Methoden

A. Messung der Trypsin-Aktivität mit BAEE als Substrat

N^α-Benzoyl-L-Arginin-Äthylester (BAEE, Mol.-Gew. = 342,83) ist ein synthetisches Substrat, welches spezifisch von Trypsin, aber nicht von Chymotrypsin gespalten wird. Das Differenzspektrum von N^α-Benzoyl-L-Arginin-Äthylester und N^α-Benzoyl-L-Arginin zeigt ein scharfes Maximum bei 253 nm, so daß bei dieser Wellenlänge die enzymatische Spaltung des Substrates direkt photometrisch gemessen werden kann.

Ausführung

Pipettiere in eine 1 cm-Quarzküvette:

1) BAEE–Substratlösung (1 µMol/ml in TRIS-Puffer, 0,1 M, pH 8,0 + 0,01 M CaCl₂)	1,0 ml
2) TRIS-Puffer (0,1 M, pH 8,0 + 0,01 M $CaCl_2$)	0,8 ml
3) Enzymlösung: soll <20 µg Trypsin enthalten	0,2 ml
	2,0 ml

Gut mischen und im Zeiss-Spektralphotometer bei 253 nm die Zeit für die Extinktionszunahme um $\Delta E = 0,100$ mit der Stoppuhr messen.

Die Extinktionsdifferenz zwischen 10^{-3} M Lösungen von N^α-Benzoyl-L-Arginin und dem Äthylester ist bei 1 cm Schichtdicke = 1,15. Bei einem Testvolumen von 2 ml entspricht eine Extinktionsänderung von
$\Delta E = \frac{1,15}{2}$/min = 0,575/min einem Substratumsatz von 1 µMol/min.

Die Aktivität wird daher nach

$$\frac{\Delta E_{253} / \text{min}}{0,575} = \mu\text{Mol Substratumsatz/min}$$

berechnet; 1 Enzymeinheit = 1 µMol Substratumsatz/min.

Dividiert man die Aktivität durch mg Enzymprotein pro Ansatz so erhält man die **spezifische Aktivität**.

Literatur

SHWERT und TAKENAKA, Biochim. Biophys. Acta, **16**, 570 (1955).

B. Messung der Trypsin-Aktivität mit Casein als Substrat

Casein stellt ein natürliches Substrat für die proteolytische Aktivität dar.
Bei der enzymatischen Hydrolyse entstehen Trichloressigsäure-lösliche Peptide. Nicht gespaltene Proteine und Oligopeptide mit über 15–20 Aminosäureresten fallen dagegen aus und werden abzentrifugiert. Die Extinktion des Tyrosin- und Trypthophan-Gehalts im Überstand bei 280 nm ist ein relatives Maß für die durch die Spaltung freigesetzten Peptide und Aminosäuren und damit für die proteolytische Aktivität.

Ausführung

Pipettiere in kleine Reagenzgläser, die zum Zentrifugieren in der Laborzentrifuge geeignet sind:

A) **Meßwert**

1) TRIS-Puffer, 0,1 M, pH 8,0 + 0,01 M $CaCl_2$	0,2 ml
2) Caseinlösung, 1%-ig in Puffer wie (1), jedoch ohne $CaCl_2$	0,4 ml
3) Enzymlösung in Puffer wie (1); ca. 25 µg Trypsin/ml	0,2 ml

B) **Blindwert** (Reihenfolge beachten!)

1) TRIS-Puffer wie A (1)	0,2 ml
2) Caseinlösung wie A (2)	0,4 ml
3) Trichloressigsäure, 5%-ig	1,2 ml
4) Enzymlösung wie A (3)	0,2 ml

Ansatz A) genau 20 Min. bei 30° C im Wasserbad inkubieren;
hierauf den Meßwert (A) noch mit

4) Trichloressigsäure, 5%-ig	1,2 ml

fällen, abzentrifugieren und die Extinktion der Überstände
bei 280 nm messen.

1 Enzymeinheit = Extinktionszunahme (A–B) um 0,001/Min. unter obigen Bedingungen.

Herstellung der Casein-Substratlösung

1 g Hammarsten-Casein in 95 ml 0,1 M TRIS-Puffer ohne $CaCl_2$ (pH 8,0) in einem 100 ml Erlenmeyerkolben aufschwemmen, Mischung im Wasserbad auf 100° C erhitzen (etwa 10 Min.), bis das Casein in Lösung gegangen ist. Dann mit Puffer auf 100 ml auffüllen. Bei 4° C im Kühlschrank aufbewahrt, bleibt die Substratlösung längere Zeit verwendungsfähig.

C. Messung der Aktivität von Lactatdehydrogenase (LDH)

Das Enzym Lactatdehydrogenase (LDH) katalisiert die Reaktion:

$$\text{Pyruvat} + \text{NADH} + \text{H}^+ \xrightleftharpoons{\text{LDH}} \text{Lactat} + \text{NAD}^+$$

Die LDH-Aktivität mißt man aus der Geschwindigkeit der NADH-Dehydrierung durch Verfolgung der Extinktionsabnahme bei 366 nm.

Benötigt werden:
Photometer Eppendorf (Messung bei 366 nm; temperiert auf 25° C)
Glasküvetten
Wasserbad von 25° C
Stoppuhr

Reagenzien:
1. Kaliumdihydrogenphosphat, KH_2PO_4
2. Di-Kaliumhydrogenphosphat, K_2HPO_4
3. Natriumpyruvat
4. Reduziertes Nicotinamid-adenin-dinucleotid-Natriumsalz, $NADH-Na_2$
5. Natriumhydrogencarbonat, p.a.

Ausführung

Herstellung der Lösungen (für ca. 25 Bestimmungen)

I. Phosphat/Pyruvat (50 mM Phosphat, pH 7,5; 0,31 mM Pyruvat):
700 mg K_2HPO_4, 90 mg KH_2PO_4 und 3 mg Na-Pyruvat mit Wasser ad 90 ml lösen.

II. Reduziertes Nicotinamid-adenin-dinucleotid (ca. 8 mM β-NADH):
10 mg $NADH-Na_2$ und 15 mg $NaHCO_3$ mit 1,5 ml Wasser lösen.
Alle Lösungen vor Gebrauch auf 25° C bringen!!

In die 1 cm-Glas-Küvette pipettieren:

1) Phosphat/Pyruvat-Lösung (I)	3,00 ml
2) NADH-Lösung (II)	0,05 ml
3) Enzymlösung	0,10 ml

Sofort mischen, Extinktion ablesen und Stoppuhr drücken:
Nach genau 1, 2 und 3 Min. Ablesung wiederholen und Mittelwert der Extinktions-Differenz bilden. Die Werte ΔE/Min. sollen bei 366 nm nicht größer als 0,05 sein; andernfalls Enzymlösung verdünnen.

Verdünnungen der LDH: Konz. LDH = ca. 10 mg/ml $\xrightarrow{\text{daraus 0,010 ml (entspr. 0,10 mg)}}$

in 2 ml (50 µg/ml) = Zwischenverdünnung.

Aus der Zwischenverdünnung $\xrightarrow{\dfrac{0,10 \text{ ml}}{5 \text{ µg}}}$ in den Test.

Berechnung: Eine Aktivitätseinheit (Unit, U) ist die Enzymaktivität, welche unter optimalen Meßbedingungen in 1 Min. 1 µMol Substrat umsetzt. Unter obigen Bedingungen (366 nm, 25° C etc.) errechnet sich die LDH-Aktivität nach

$$mU/ml = 9550 \times \Delta E/Min.$$

Literatur

BERGMEYER, H. U. und E. BERNT, in: Methoden der enzymatischen Analyse, Band I., S. 533 ff. Verlag Chemie, Weinheim (1970).

D. Proteinbestimmung

Die nachstehende Mikrobiuret-Methode zur Proteinbestimmung bietet gegenüber der üblichen Biuret-Methode als Vorteile eine größere Genauigkeit, kürzere Arbeitszeit und vor allem einen geringeren Probenbedarf. Als maximale mittlere Abweichung sind ± 5% anzusehen. $(NH_4)_2SO_4$ stört nicht, dagegen ist die Bestimmung bei Anwesenheit von TRIS-Puffer unmöglich. Optimale Proteinkonzentration zur Messung: 80–400 µg/ml (maximal: 1,5 mg/ml).

Benötigt werden:
Reagenz 1: 0,21%-iges $CuSO_4 \cdot 5 H_2O$ in 30%-iger NaOH
(210 mg $CuSO_4$ in 100 ml 30%-iger NaOH)
Reagenz 2: 30%-ige NaOH

4 Quarzküvetten

Ausführung

In 4 Quarzküvetten A_1, P_1, A_2, P_2 werden pipettiert:

A_1 = 2 ml Aqua dest. + 1 ml Reagenz 1.
P_1 = 2 ml Proteinlösung + 1 ml Reagenz 1.
A_2 = 2 ml Aqua dest. + 1 ml Reagenz 2.
P_2 = 2 ml Proteinlösung + 1 ml Reagenz 2.

Gut mischen durch Umdrehen (nicht Schütteln) der Küvette, Parafilm verwenden!
Messen der Extinktion ΔE_1 und ΔE_2 im Zeiß-Spektralphotometer bei 310 nm; und zwar:

ΔE_1 = Extinktion von P_1 − Extinktion von A_1
ΔE_2 = Extinktion von P_2 − Extinktion von A_2

Weiterhin gilt: Optische Dichte (O.D.) = $\Delta E_1 - \Delta E_2$

Berechnung:
O.D. × 1,5 = mg Protein/Test oder
O.D. × 0,75 = mg Protein/ml Proteinverdünnung

Literatur

ITZHAKI u. GILL, Analyt. Biochem. 9, 401 (1964).

Bezugsquellen-Nachweis

Geräte

Nivelliertisch	Boskamp, Hersel bei Bonn
Lochstanze für Doppeldiffusion	Boskamp, Hersel bei Bonn
Stanzschablone für Immunoelektrophorese	Boskamp, Hersel bei Bonn
Kammer, Kühlblock und Gleichstromgerät f. Immunoelektrophorese	Boskamp, Hersel bei Bonn
Kunststoffschablonen, 65 × 100 mm, für LAURELL-Immunoelektrophorese, MERRILL-- und MANCINI-Technik	eigene Herstellung
Kippgerät für Radioimmunoassay nach VECSEI (Lit. s. Kap. XII).	eigene Herstellung

Spezielle Gläschen für Radioimmunoassay

Einweg-Reagenz-Gläschen (spitz), mit Deckel, Nr. 105/165	Walter Sarstedt, 5223 Numbrecht-Rommelsdorf
Schnappdeckel-Gläschen, 50 × 24, clear ARglass 145 pes.	Chirurgica, Heidelberg
Polystyrol-Röhrchen, glasklar, Nr. 10/5/40, und Lupolenstopfen für Inkubationsröhrchen Nr. 440 802	Strömberg u. Co., 6451 Zellhausen, Jahnstraße 27
Meßfläschchen u. Schraubverschlüsse, mit Alufolie beschichtet, Ausführ. A-11	Hans Hormuth, Kunststoffverarbeitung, Wiesloch/Heidelberg

Reagenzien

LDH-1 (Herzmuskeltyp), vom Schwein	Boehringer, Mannheim
LDH-5 (Skelettmuskeltyp), vom Schwein	Boehringer, Mannheim
Trypsin (Rind)	Serva, Heidelberg
Trypsin (Flußkrebs)	eigene Herstellung
Chymotrypsin (Rind)	Serva, Heidelberg
Agarose	Behringwerke AG, Marburg/Lahn
Amidoschwarz	Serva, Heidelberg

Azocarmin	Dr. K. Hollborn, Leipzig
Lichtgrün	Dr. G. Grübler u. Co., Leipzig
Benzoyl-L-Arginin-naphthylamid (BANA)	Serva, Heidelberg
Acetyl-L-Phenylalanin-naphthylester (APNE)	K & K Laboratories, Inc., Plainview, Calif. USA (bzw. über Serva, Heidelberg)
Di-ortho-Anisidin	Serva, Heidelberg
Dimethylformamid	Schuchardt, München
Natrium-diäthylbarbiturat	Merck, Darmstadt
Natriumacetat-trihydrat	Merck, Darmstadt
p-Nitro-blautetrazoliumchlorid (NBT) p.A.	Serva, Heidelberg
Phenazin-methosulfat (PMS)	Serva, Heidelberg
Lithium-Lactat	Schuchardt, München
Transferrin (Mensch)	Behringwerke AG, Marburg/Lahn
α_1-Anti-Trypsin (Mensch)	Serva, Heidelberg
Cardia-Saft aus Astacus fluviatilis	eigene Gewinnung
Controlled pore glass, CPG-10, 2000 Å, 80–100 mesh	Serva, Heidelberg
Glutaraldehyd	Serva, Heidelberg
3-(Triäthoxysilyl)-propylamin	Janssen (Aldrich-Europe), Düsseldorf
2,4,6-Trinitrobenzolsulfonsäure (TNBS)	Serva, Heidelberg
Phenylmethylsulfonsäurefluorid (PMSF)	Serva, Heidelberg
Natriumthiocyanat, NaSCN	Merck AG., Darmstadt
Rinderserumalbumin	Serva, Heidelberg
Ovalbumin	Serva, Heidelberg
Dinitrophenylsulfat, Na-Salz (DNPS)	Eastman, Rochester, New York
Di-DNP-Lysin	Serva, Heidelberg
Mono-DNP-Lysin	Serva, Heidelberg
Konserviertes Hammelblut	Behringwerke AG, Marburg/Lahn
Amboceptor	Behringwerke AG, Marburg/Lahn
Trypsinogen (Rind)	Serva, Heidelberg
^{3}H-Corticosteron	Amersham-Buchler, Braunschweig
Beriglobin	Behringwerke AG, Marburg/Lahn
Norit A	Serva, Heidelberg
Dextran T 70	Serva, Heidelberg
PPO	Koch-Light, Colnbrook, Bucks, England
POPOP	Koch-Light, Colnbrook, Bucks, England
Lysozym B	Serva, Heidelberg
Fluorescein-Isothiocyanat (FITC)	Miles, Illinois
Rhodamin-Isothiocyanat (RB-200)	Merck AG, Darmstadt

Gelatine	Serva, Heidelberg
Casein nach Hammarsten	Merck AG, Darmstadt
Benzoyl-Arginin-äthylester (BAEE)	Merck AG, Darmstadt
NADH-Na$_2$	Boehringer, Mannheim
Na-Pyruvat	Boeringer, Mannheim

Antiseren

Anti-Corticosteron	Prof. Dr. P. Vecsei, Heidelberg
Anti-Transferrin (Mensch)	Behringwerke AG, Marburg/Lahn
Anti-Flußkrebstrypsin (A. fluv.)	eigene Herstellung
Anti-Humanserum	eigene Herstellung
Anti-LDH-1 (Schwein)	eigene Herstellung
Anti-LDH-5 (Schwein)	eigene Herstellung
Anti-LDH 1 + 5 (Schwein)	eigene Herstellung
Anti-PMSF-Rindertrypsin	eigene Herstellung
Anti-Rinderserumalbumin	eigene Herstellung
Anti-Rindertrypsin	eigene Herstellung
Anti-Rindertrypsinogen	eigene Herstellung
Anti-Cardia-Saft (A. fluv.)	eigene Herstellung

Weiterführende Literatur

Über die bereits zitierte Literatur hinaus, welche mit den jeweiligen Versuchen in direktem Zusammenhnag steht, können folgende Titel empfohlen werden:

H. BRANDIS (Hrsg.), Einführung in die Immunologie (UTB 138), Gustav Fischer Verlag, Stuttgart (1972). (Gute Einführung in das Gesamtgebiet der Immunologie, Taschenbuch)

E. A. KABAT, Structural Concepts in Immunology and Immunochemistry, Holt, Rinehart and Winston, Inc., New York (1968). (Gute, interpretierende Einführung in wichtige Probleme der Immunologie)

E. A. KABAT und M. M. MAYER, Experimental Immunochemistry, Ch. C. THOMAS, Springfield, Ill. Sec. Ed. 1971. (Umfassende Darstellung immunologischer Methoden)

Zeitschriftenartikel

H. K. JERNE, The Immune System, Scientific American, Juli 1973, S. 52.

G. EDELMANN, The Structure and Function of Antibodies, Scientific American, August 1970, S. 34.

A. R. LAWTON, The Development of the Immune-System, Scientific American, November 1974, S. 58.

M. C. RAFF, Cell-Surface Immunology, Scientific American, Mai 1976, S. 30.

F. FEHRENBACH, Enzyme als Antigene, Umschau 73, Heft 17, S. 522 (1973).

J. M. WATKINS, Blood Group Substances, Science **152**, S. 171 Jahrgang 1966.

C. G. F. BLAKE, Antibody structure and antigen Binding, Nature 253, Nr. 5488, S. 158 (1975).

L. HOOD und D. W. TALMAGE, Mechanism of Antibody Diversity: Germ Line Basis for Variability, Science **168**, 325 (1970).

G. B. KOLATA, Antibody Diversity: How Many Antibody Genes? Science **186**, 432 (1974).

dazu: MILSTEIN et al., Sequence analysis of Ig light chain RNA, Nature **252**, Nr. 5482, S. 354 (1974).

Verzeichnis der Abkürzungen

Ag	Antigen
Ak	Antikörper
APNE	Acetyl-L-phenylalanin-naphthylester
As	Antiserum
BAEE	N^α-Benzoyl-L-Arginin-äthylester
BANA	Benzoyl-L-Arginin-naphthylamid
BSA	Bovine serum albumin (Rinderserumalbumin)
C	Complement
cpm	counts per minute
CPG	Controlled pore glass
DNP-	Dinitrophenyl-
DNPS	Dinitrophenylsulfat
FITC	Fluorescein-Isothiocyanat
LDH	Lactatdehydrogenase
MCF	Mikro-Complement-Fixierung
NAD	Nicotinamidadenindinucleotid
NADH	NAD, reduzierte Form
NBT	p-Nitro-blautetrazoliumchlorid
ng	Nano-Gramm (10^{-9} Gramm)
Ns	Normalserum
pg	Pico-Gramm (10^{-12} Gramm)
PMS	Phenazinmethosulfat
PMSF	Phenylmethylsulfonsäurefluorid
POPOP	1,4-bis-[2-(5-Phenyloxazolyl-Benzol)]
PPO	2,5-Diphenyloxazole
RIA	Radioimmunoassay
TNBS	2,4,6-Trinitrobenzolsulfonsäure
Tris-Puffer	Tris(Hydroxymethyl)-Aminomethan

Zeitschrift für Immunitätsforschung Immunobiology

Herausgegeben von PD Dr. E. D. Albert, München; Prof. Dr. H. Brandis, Bonn; Prof. Dr. H. Deicher, Hannover; Prof. Dr. A. de Weck, Bern; Prof. Dr. K. Eichmann, Heidelberg; Dr. M. Feldmann, London; Prof. Dr. E. Klein, Stockholm; Prof. Dr. E. Kölsch, Hamburg; Prof. Dr. J. P. Levy, Paris; PD Dr. K. Resch, Heidelberg; Prof. Dr. G. Riethmüller, Tübingen; Prof. Dr. K. O. Rother, Heidelberg; Prof. Dr. F. Scheiffarth, Erlangen; Prof. Dr. V. Schirrmacher, Heidelberg; Prof. Dr. G. F. Springer, Evanston/Ill.; Prof. Dr. C. Steffen, Wien; Prof. Dr. H. Wagner, Mainz; Prof. Dr. G. Wick, Innsbruck.

1977. Band 153—154

Erscheinungsweise: Zwanglos. 5 Hefte bilden einen Band. Bezugspreis pro Band DM 158,— zuzüglich Postgebühren. Einzelheft DM 38,—
Mit Beiträgen und Zusammenfassungen in deutscher und englischer Sprache

Supplemente Band 1 · Arzneimittelallergie

Grundlagen und Klinik

XII. Kongreß der Deutschen Gesellschaft für Allergie- und Immunitätsforschung in Wiesbaden vom 14. bis 15. 4. 1972

Herausgegeben von Prof. Dr. M. Werner, Pinneberg und Prof. Dr. W. Gronemeyer, Wiesbaden. 1974. XIV, 307 Seiten, 133 Abb., kartoniert DM 128,— (Vorzugspreis für Mitglieder der Gesellschaft und Abonnenten der Zeitschrift DM 84,—)

Allergische Manifestationen durch Arzneimittel stellen nachweislich die größte und wichtigste Gruppe der medizinischen Nebenwirkungen. Praktisch kann jedes Medikament zu einer allergischen Reaktion führen.

Die sich daraus ergebende Bedeutung für Diagnostik und Therapie in allen medizinischen Disziplinen wird daher in diesem Tagungsbericht nicht nur von Genetikern, Pharmakologen, Immunologen und Allergologen, sondern auch von Vertretern aller klinischen Fächer, so auch der Chirurgie und der Zahnheilkunde, behandelt. Somit werden in diesem Band sowohl alle praktischen als auch die wissenschaftlichen Aspekte der Arzneimittelallergie ausführlich dargestellt.

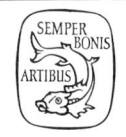

Gustav Fischer Verlag
Stuttgart · New York